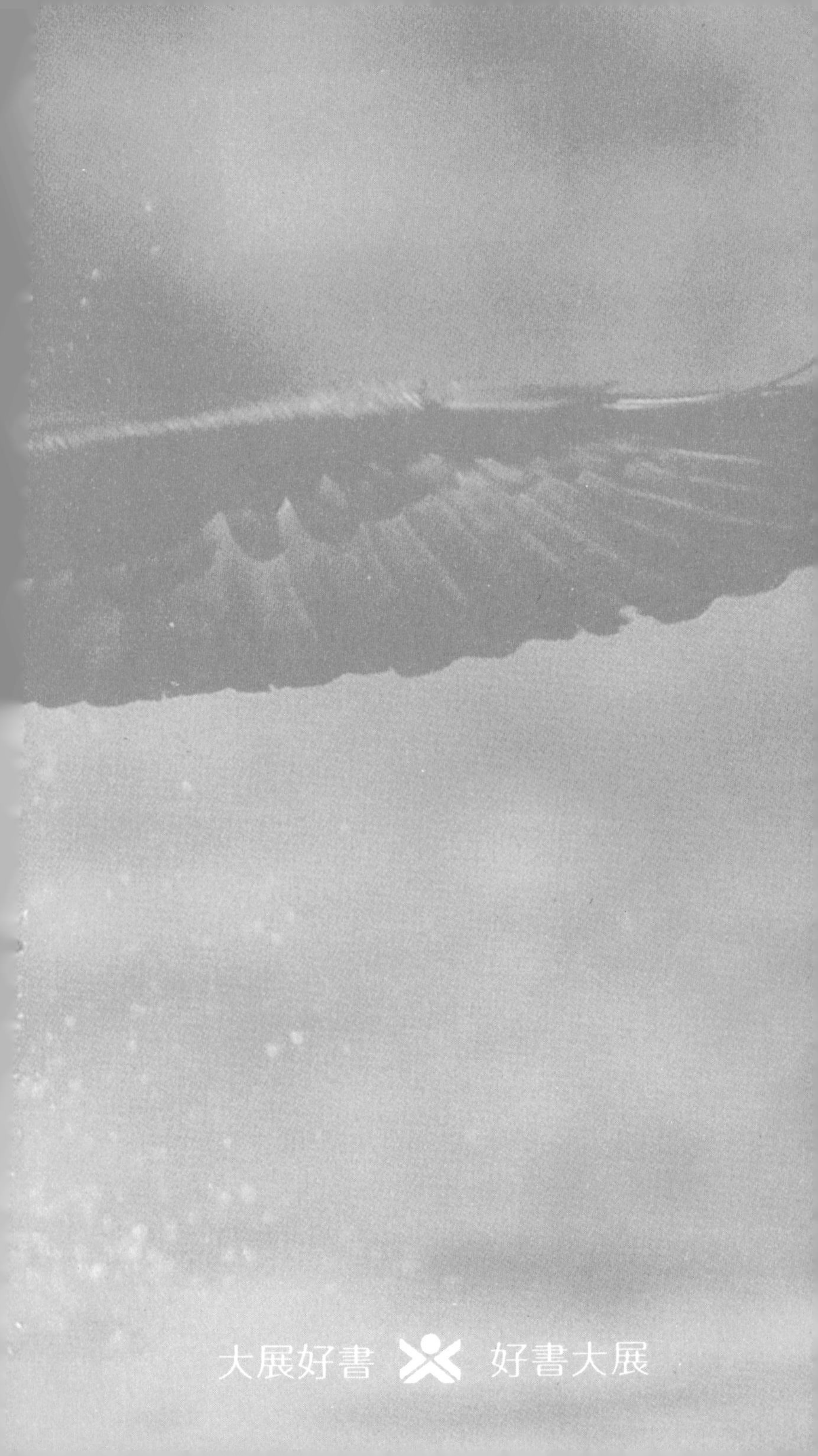
大展好書 好書大展

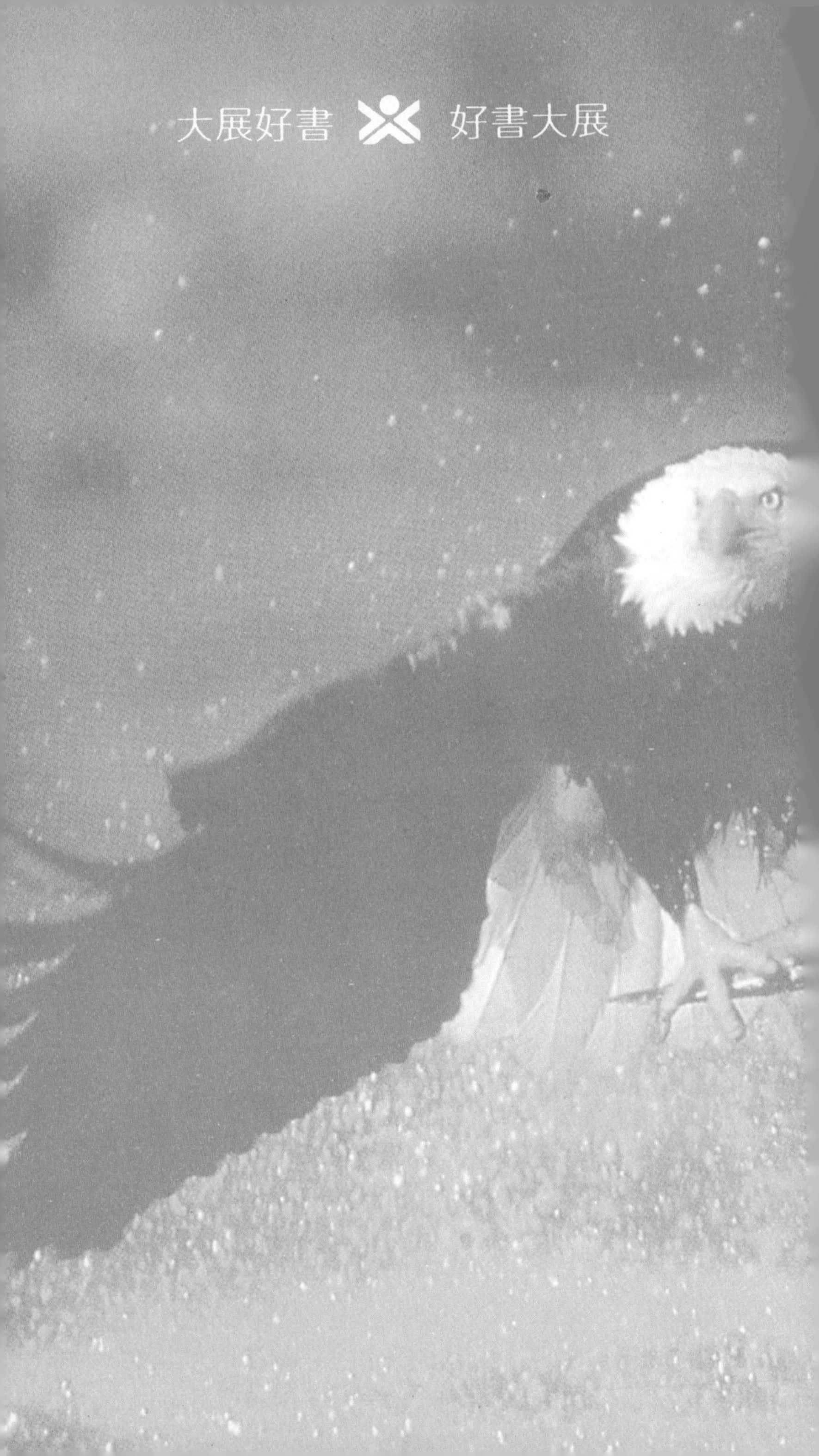
大展好書 好書大展

金田正一／著
劉名揚／編譯

一天五分鐘

健康棒體操

94

健康天地

前言

在這個職業棒球盛行的時代裡，有人對我說：「跑啊！跑啊！棒球金田！」也有人在背地裡批評說：「又不是在賽馬，跑什麼跑啊！」

但是，今天整個職業棒球界，卻正高唱著「跑啊！跑啊！棒球！」的口號。

身體的基礎在於雙腳。由於雙腳是用力在地面上踩著的，所以能夠使脊椎骨挺直，同時可以保持全身的平衡。

到今天為止，仍有教練說我：不管在體力上、年齡上，看起來都要年輕十歲以上。凡此種種，都得歸功於跑步，或者說是我實行了以脊椎為中心的健康法之後的緣故。

對於：「腰痛、肩膀酸痛、神經痛等等，大部分是因缺乏運動而導致肌肉功能的衰退……」這些傳言當中，我間或也同樣這樣認為。

在職業棒球界裡，我所吃的飯，所賺的錢，之所以是別人的兩倍、三倍，並不單單是運氣和技術而已。不論是別人的兩倍也好，三倍也好，都是由於對身體健康方面，非常細心注意，如此經年累月下來，才得以使我提升到今天這種程度。

反觀被稱為「半健康人的社會」的現今社會，我卻感覺到運動比什麼都重要。運動使氣運行到身體的各個角落，而可以促進細胞的活性化，也使組織更鮮活有生氣。這也就是返老還童的秘訣。

但是，儘管知道卻光說不練的正是現代人的寫照。就這樣什麼都不想做。到最後，甚至還有人要依靠藥物。

不過分、又簡單，而且任誰都能做的運動。若有那樣的健康法，是最好不過的了。

我開始計劃留存我曾經身為棒球隊員的經驗，希望把能滿足所有上述條件的健康法，使每個人都能瞭解。就是每天只要花五分鐘左右，確實地「返老還童」的健康法。無論對腰痛、肩膀酸痛、對美容方面，都有所助益。像這樣所研究出來的，就叫做「金田式返老還童健康法」。

所謂「四百勝」也就是指我所説的那些，但之所以能完成這些記錄，我認為應該歸功於比別人加倍地注意健康，以及這種即使一天也不能缺乏之運動的精神。

以一般人為對象的金田式健康法，就是任何人都能容易做的健康法。每天只須五分鐘就夠了。雖然是短時間的運動，但希望能持之以恒，這樣必定能產生效果。這些秘訣都記述在本書裡。

但願這「返老還童健康法——健康棒體操」，能廣披全國，且成為一種大國民的健康運動。

≪一天花五分鐘就返老還童≫

金田式健康棒體操（圖例５種）

①能完全消除您腰痛的體操

●許多人腰痛的原因不外乎是肌肉功能的衰退，或者是姿勢不良所導致。以下介紹幾種不吃力而能消除腰痛的運動例子。

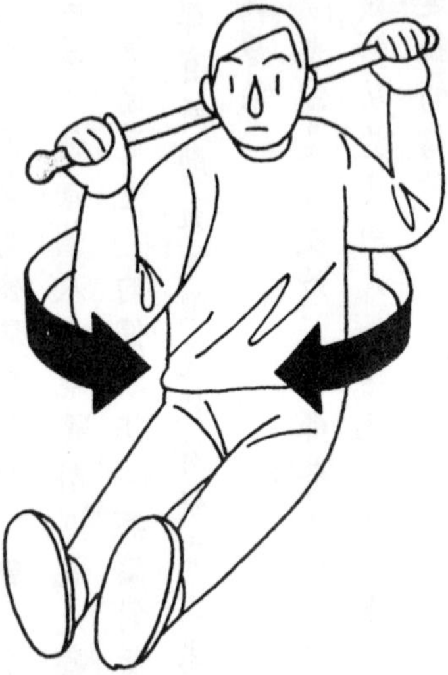

◀坐著把腳向前伸直，將棒子從背後放到肩上，上半身左右扭轉。

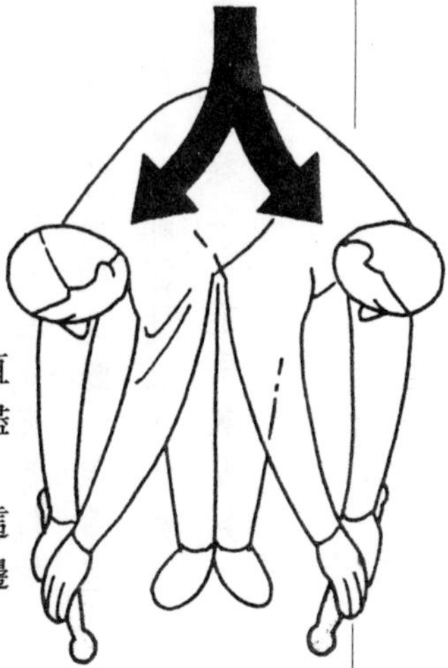

▶將棒子放在床上，身體從直立的姿勢開始向前彎曲，盡量扭轉身體來拿棒子。
將棒子放在腳的兩邊，就這樣邊交互地扭轉著身體，邊把棒子拾起來。

②徹底消除精神疲勞及肩膀酸痛的體操

●肩膀酸痛的原因，有很多是因肌肉功能的衰退，或者是長久以來錯誤姿勢所導致的不良後果。

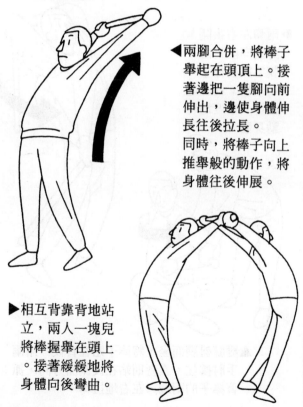

◀兩腳合併，將棒子舉起在頭頂上。接著邊把一隻腳向前伸出，邊使身體伸長往後拉長。
同時，將棒子向上推舉般的動作，將身體往後伸展。

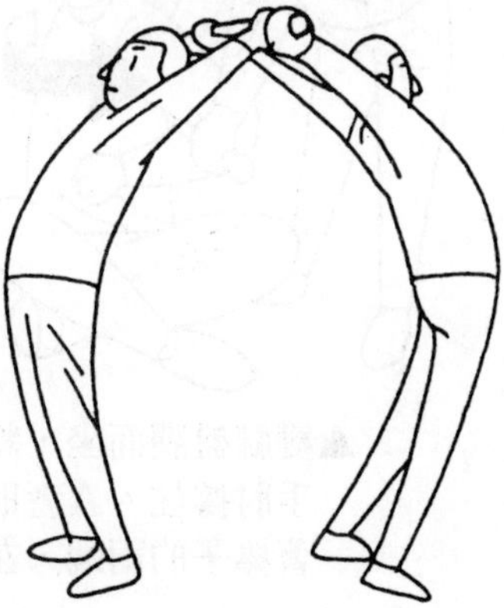

▶相互背靠背地站立，兩人一塊兒將棒握舉在頭上。接著緩緩地將身體向後彎曲。

③祛除腹部脂肪的腰部體操

●請雙手插在你的腰部看看。如果軟趴趴的贅肉有三公分以上的話，就必須小心了。

▶兩腳左右張開，身體向前彎曲，雙手抓住棒子一端末梢。如此地盡量大幅度地轉動身體。

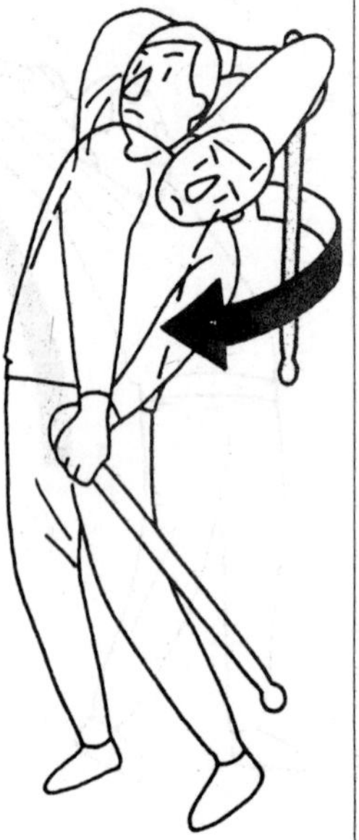

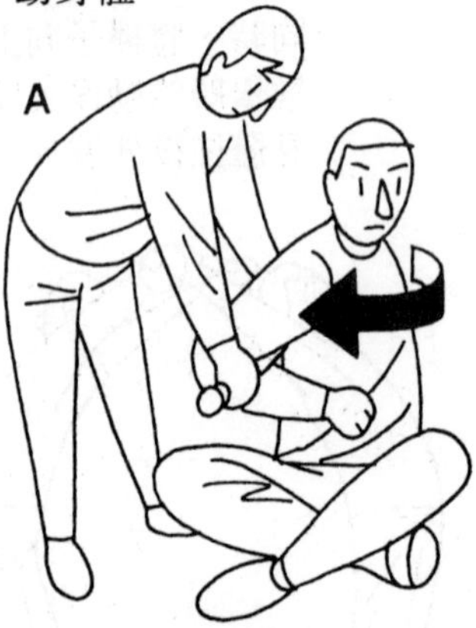

▲雙腳盤腿而坐，將棒子貼在背後，用兩手肘撐住。A者則站在後側面方向，抓著棒子的兩端，左右地扭轉。

④使人產生衝勁而增進精力的體操

●精力減退的最主要原因，莫過於內臟功能的衰弱所導致。若提高內臟機能的話，精力自然而然也隨之提高。

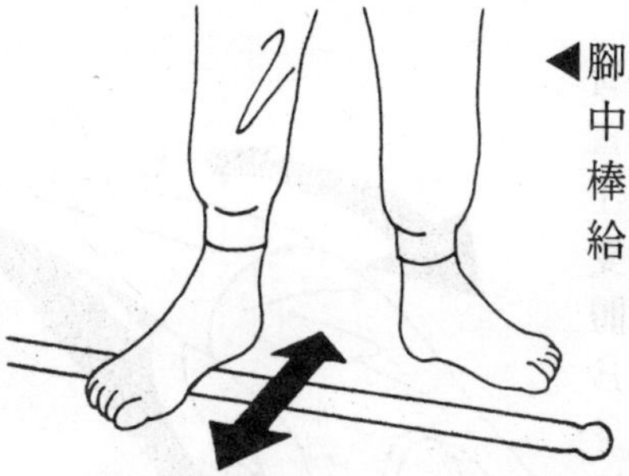

◀腳底是全身重心集中的地方。將健康棒放於其下滾動，給與腳底刺激。

●同時精力的衰弱表現在大腿的內側。通常大腿內側的肌肉是屬於一種年輕又富柔軟性的肌肉。

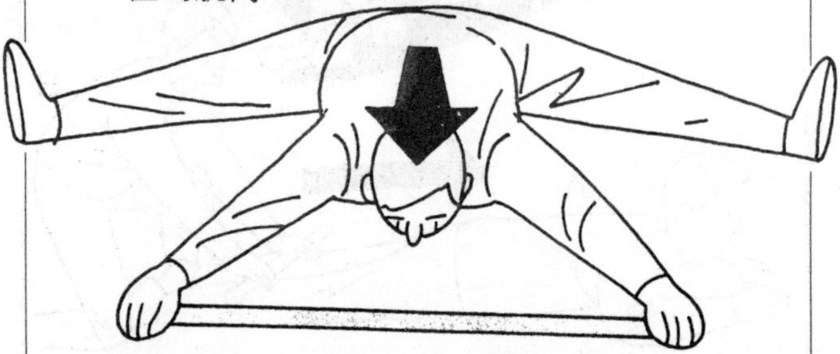

▲坐在床上，雙腳向左右盡量地張開。一邊將棒子向前推出，一邊使身體向前彎曲。

⑤可以預防各種疾病的脊椎矯正體操

●脊椎骨被稱為生命的高速公路。所以要經常覺悟到脊椎的重要，且端正自己的姿勢。

▶兩人互相背靠背，雙腿向前伸直，同時相互抓住棒子。A的兩隻腳伸直，而身體盡量向前彎。B則一方面伸直身體，一方面仰躺在A的背上。

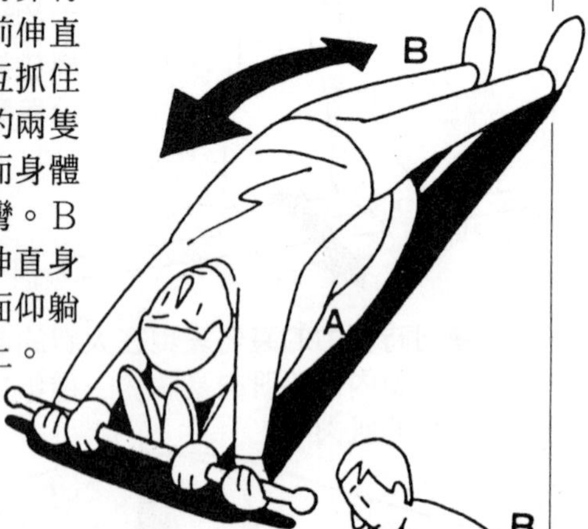

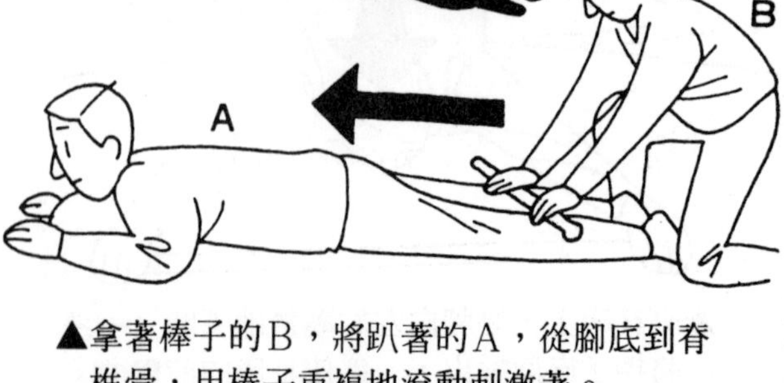

▲拿著棒子的B，將趴著的A，從腳底到脊椎骨，用棒子重複地滾動刺激著。

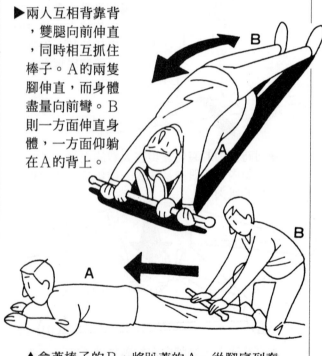

目錄

第一章　健康棒挽救了我的棒球生涯

第二章　總括現代人的半健康百態

第三章　返老還童健康法——健康棒

第四章　姿勢要隨時注意，生命也是要隨時注意

第五章　來吧，親自做看看！

序章　為健康而奮鬥

●上乘的金田式返老還童健康法

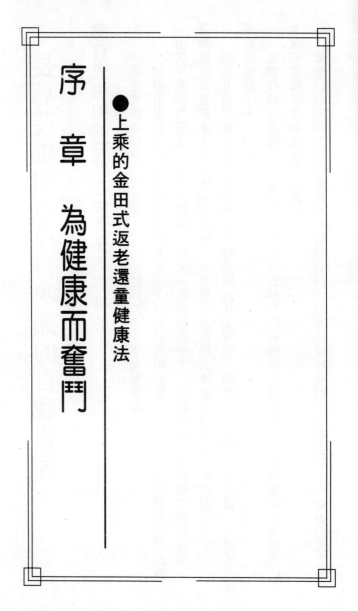

長島茂雄和石原裕次郎的自我管理

◎G先生的缺點就在於骨頭硬梆梆的！

「最近覺得身體非常僵硬呢！」一位肥胖的中年朋友對我說。

「你看看嬰兒。有身體硬梆梆的嬰兒嗎?只有這種柔軟度、柔軟性才是人類身體的起源。由於平常懶散慣了，所以一眨眼的功夫，肌肉就變硬了。應該要每天讓身體運動而加油。運動就好比是把油加在生銹的機械裡，也就是藉著運動來除去身體的銹。」我說。

認爲身體很硬、姿勢不良的人，就是肌肉失去彈性、關節失去柔軟性的證據。於是老化現象就開始了。

說到身體的柔軟度，從我所待慣了十五年來的國鐵隊（現在的養樂多飛燕隊）轉移到巨人隊的當時的長島茂雄就是那個樣子。

這個已經成為人們茶餘飯後的談話資料，但是出身於立教大學的長島，以鑼鼓喧天之勢加盟巨人隊，在一九五八年的開幕之日，和我初次對陣時，即四次打擊四次被三振。不久只打出一個擦棒球。那正是為了要躲開偏內角的直球，卻由於球速太快而無法避免地擊中球棒的緣故。

若再補充說明的話，由於下一場比賽，第一次打擊也是三振，所以照理說我和長島的最初之戰，應該是五次打擊五次三振才對。

但是，我已私下感覺到了。那種快速的揮棒（他若揮棒落空的話，就連投手踏板處，都聽得到聲音，甚至球擦到棒時都發出燒焦的臭味）姿勢雖正確，也有動物般的猛勁……但假使自己的身體狀況不佳的話，定有被打敗之日。

事實上，我認為棒球是一種嚴格的運動。即使長期以來不斷地投球，而在自己精神狀況不良的時候要想獲勝，則也是史無前例的。

把這個長島第一次出現的那年作為界線的話，則我的成績就是打那時起開始走下坡的。

勝敗是無情的。而把輸贏看得很重的長島，卻吃了無數回的苦頭。經過了多少次無法對另一方面，長島很快地便開始展露頭角了。人言喻的慘痛經驗。但是，不知經過了多少年，至今對於不願錯過的球，長島仍打不中。「

天哪！最近長島是怎麽搞的？奇怪了！」老實說內心感到納悶不已。

當我轉加入巨人隊的時候，長島正處於那種狀態。

◉靠精神力量來支撐體力的長島茂雄

巨人隊成立之初，他們仍茫然無措。由於我的鍛鍊方法劇烈，練習非常認真。但即使那樣，和我在國鐵時期的情形比較起來，卻是微不足道矣。

作預備操時，長島目不轉睛地盯著我看。

「金田先生的身體真是柔軟啊！」

茂雄先生露出珍奇異獸般地眼神說。

「金田先生的身體天生就柔軟的嗎？」

他重複地說。

「笨蛋！」

我立刻回答著。

「難道你打嬰兒時期起，身體就硬的嗎？」

「才沒那種事哪！」

「是你自己把身體搞得這麼硬的。作預備操看看！」

那時的長島，說到其身體的生硬，該如何來形容才好呢？大概是無法想像的。

那麼應該打不到我的球才對！茂雄的軀體已經滅絕了呀！」我心裡這麼認為。

如果就這種情形看來，恐怕在一兩年內，茂雄就會退出棒球界了吧！也許現在的長島就早已不在了。

我當著衆人面前嚴加斥責長島。

「為什麼你那種體格還要打棒球呢！噢！竟然還一直這樣置自己的身體於不顧！」

如果那樣被傳說的話，那麼就連茂雄也都會有些不高興了。

「金田先生，如果做柔軟體操的話，真的任何人的身體都會變得柔軟嗎？」

他就當真這樣問。

「當然啦！你就照我所說的話做看看。另一方面，若接受集訓而流汗之後，不做適當的調養休息的話，也是沒有用的。就這樣讓身體疲憊而得不到適當的休養，絕對是徒勞無功的。疲勞的時候，就必須補足休養。我現在正率領著這回專屬的教練隊伍。

要訓練而且要保養身體。訓練也一定要保養身體！若不這麽做的話，也是枉然的。」

說完之後，茂雄接著不客氣地說：

「那麽那些敎練借給我吧！」

此後，茂雄最優秀的地方乃在於：

開始孜孜不倦地做柔軟體操。一旦說了要做，就徹徹底底地去做。還有拿走了我專屬的敎練之後就不還了。

如果能恰到好處地掌握時間並借到的話，那是最好不過了。但是，事到如今，在衆人跟前敎訓長島而自以為優越感的你，卻連借取掌握住時間的吝嗇舉止都不會。相反地，我自己卻忽略了身體的保養。

總覺得好像是和長島有這種關係。太不划算了。竟有這種事！

我加入巨人隊的那年，長島跟隨中日隊的小川健太郎打乒乓球。長島的握拍削球緊逼著小川。

「糟糕！」和我吵架最激烈的柳田最先跳出選手席。由於情況似乎變得不太妙，所以打算介入其中為之調停。

但是，我和柳田大概沒有本事吧！就一聲「哎唷！」全體隊員從中日隊的選手席中跳出，而演出了一齣精采的大混戰。

被裁判下命令退出場時，我和柳田以及罪魁禍首的長島都不在。而長島就一個人在選手席上不服氣地靜坐示威。

被命令退場之後，像我這樣的人，因為被罰像比二十五年前還要早期的錢幣值——十萬塊錢的罰金，所以精神有點失常。

但是，和長島卻性情相投。

大概是稱像他那樣的男人為「好傢伙（nice-guy）」吧！數不清多少次，兩個人一塊兒吃飯。但是，一旦到了要付帳的時候，我的手就伸進錢包拿錢。長島的手則突然伸出去拿桌上的牙籤。像上述這種顛倒、相反的事是不會有的。

但是卻不能恨。當那張向日癸般地笑臉出現在我面前時，我的心就變得粘糊糊般地紛亂膠著。卻說，不知不覺地過了半年，在這期間孜孜不倦地反覆作柔軟體操，茂雄的身體完全恢復了健康與活力。好像是過了時之後，仍加入了籠罩在伊豆的大仁而展開集訓的熱潮一樣。長島是個不斷保養身體，且一直咬緊牙關作無數次地打擊練習的男人。那是一股無比的精神力量。

看著茂雄才深深地體會出來：人類的精神力量，並非一種與生俱來的特性，而是靠自己努力創造而來的結晶。

◉長島為我而泣

相信我的這一番話而保養身體的茂雄，終於完全體驗到巨人棒球隊的V9時代。

「榮耀的背後隱藏著淚水。」我想忍不住都要讚美長島背後的努力。真的須要大肆地讚揚一番。

不僅僅茂雄這樣。老王也一樣。很有魅力的人，為使自己更有用，就馬上開始行動，開始努力下功夫。

那位身體硬梆梆的長島，至今仍保持柔軟而活潑有力的身體。為了不使身體硬化，就到多摩川的河邊跑步吧！在巨人隊的時期，養成了一些終生難忘的習慣。

長島在我仍身為棒球隊員的晚年時，非常堅苦卓絕，奮戰到底而獲得無數次勝利後說：

「金田先生，非常恭喜您。」

說著說著，在選手席裡，為我喜極而泣。

茂雄最大的缺點就是身體太硬，所以我想他心存感謝，是因為我教了他如何消除這種硬化的柔軟體操吧！

我想這些都是寶貴的經驗。

要獲得健康，如果不流相對的汗水，是絕對得不到的。

長島也好，老王也好，甚至是我也好，想藉著喝醋來使身體變軟，那是不可能的。要使身體軟化，不流汗、不下功夫是沒有用的。這就是所謂的意志問題！

喝有效的飲料不流汗而想使身體柔軟化，這是簡單的事，而真正健康的身體，是絕對得不到的。

◉不要美化裕次郎之死

裕次郎死了！

在世間把他的事蹟說成「tough guy（精力旺盛的傢伙）——裕次郎」。真是那樣子嗎？

我和裕次郎第一次見面，大概是在三十年前左右吧！他當時大概才剛滿二十歲左右。當時對他的第一印象是「好個嗜酒如命的傢伙啊！」

人對酒也好，煙也好，都有它所謂的「timing（適當的時機）」來喝或抽。如果失去這種適當的時機，而漫不經心地喝著酒的話，必定產生反作用。

用電腦（computer）可以把帳目準確地算出來。還有人生的計算，生命力的計算。

如果首先想把生命計算的值延長的話，在年輕的時候就得珍惜自己的身體。

但是，即使是裕次郎，也有不得不塑造形象的時候。從大白天就空著肚子，什麼都……。把自己放在一個不得不喝酒的環境裡，即使有形象也沒法子不喝了。即使在不想喝的時候，也硬要去喝。

在持續不斷喝酒的社會裡，是沒有長生不老的人。

人世間，在四十、五十歲死的人，是以在二十歲就死的人作為題材。所以我大聲疾呼：在學生時代就培養好基本的體能，到了三十多歲就不得不保重身體。

年輕時過度的酗酒是為塑造形象而喝酒。「老子身體很壯」——只因追求虛榮，而那些酒像毒藥一樣地一滴一滴的囤積在體內，於是乎就引起了那樣的疾病了。必須認清這些事實。

人為了要長生不老，就必須要懂得自我要求。過分勉強的時候，就要獲得十歲般的調養，若再次過分勉強的話，就要二十歲般的調養。我很健康，所以棒球也好，能致勝的秘訣乃是：無論怎麼樣地殘酷驅使自己的身體，都要得到不致輸給別人的調養。

這些調養的觀念，全都是長島從我這兒學來的。四十歲、五十歲的人們，要把「after care（病後調養）」這句話作為一種口號，不是嗎？

美化裕次郎的死，是不行的。因為他酗酒而無法調養已被侵蝕的身體。我是這麼認為的。

【重點問答】

問──最近胃腸實在不太好。內臟機能衰退而且肌肉鬆弛，或許和身體硬化有關吧！

答──本來人類是用四隻腳來走路的動物。而且距今約一百萬年以前，就用兩隻腳站立了。那麼一來，現在內臟寬敞地包含在人體內，但卻成為「祭祀時重疊的年糕般的內臟構造」。並且，脊椎和腰腿的肌肉若衰退的話，就無法承受沈重的頭顱，而使得脊椎骨彎曲變形。若逐漸加壓力給內臟器官的話，當然內臟的跳動就會變得遲鈍。

這就是金田式返老還童健康法

首先給你們看看罹患肥胖症的中年婦女的例子。

經驗範例

變得苗條（Slim）肩膀酸痛也就消失了

以下是我在演講之前所發生的事。

當我仍像往常一樣的在做體操時，有個大概年約五十開外的肥胖婦人，牽著狗從我身旁走過。當我心理正在想說她看起來簡直就胖得像個木桶一樣的時候，她突然提高嗓門兒：

「啊—啊—，您不就是大名鼎鼎的金田先生嗎？那個棒球投手嘛！」

我於是乎微微一笑。

「哈！果然是您！哎呀！太好了！我就是金田先生您的忠實球迷呀！」

噯！每當我繼續作我的運動時，她就跟著喋喋不休地在我耳根數說著：

「金田先生的身體真是柔軟喔！我著實訝異呢！像我這樣子，既肩膀酸痛，又老眼昏花，而且身體裡頭咯嗒咯嗒地搖搖晃晃。」

我立刻目不轉睛地盯著那位太太，並說：

「人體這個東西啊！當務之急就是要讓脊椎骨挺直。如果有多餘的脂肪附著體內，則將對身體不好。通常消耗體內的熱量脂肪後，就必須讓體內的廢棄物清除乾淨。夫人您的肩膀酸痛，也一定是因為體內血液循環不順暢所導致的吧！如果每天都做體操的話，一定能治得好肩膀酸痛的。」

「是啊！是啊！雖然明知道不運動不行，但是卻怎麼都沒辦法去實行。」

「自己內心沒有一股衝勁與決心，光在腦子裡想又有什麼用。」

那位太太把我簽了名的球棒拿了去。

（像妳這個樣子一定不可能做的！）

老實說，我心裡就是這麼想的。

然後那幾個月，我在那個小鎮演講後又到距離約一小時路程的S市。一到了那裡，那個婦人也來了。

她是為了看我，所以特別跑來的。

雖然是苗條多了，卻不能說些恭維的話，從半年前來看的話，好像是消除了些脂肪，體重減輕不少似的。

「啊！妳是先前那位太太嗎？變得精神奕奕而且非常苗條，真想不到是以前的妳啊！」

她咯咯地笑著說：

「我在那次以後，很努力地在運動。雖然外子對我說：『笨蛋，妳現在那麼胖，哪兒瘦得下來！別白費精力了吧！』但在我努力地做這些運動時，他卻說：『喂！借點給我吧！』說著說著也開始做了起來。到現在做得比我還起勁兒呢！」

「那好呀！賢伉儷一齊使用健康棒，是再好不過的了。」

「好像是吧！在這之前，雖然我到醫生那兒拿肩膀酸痛的藥，但現在已經不去了。噯，背脊附近都變輕了，肩膀酸痛也好像好了……。對於過去自己都如此地運動量不夠，真是詫異不已。如今身體也稍微瘦了些。」

嘮叨歸嘮叨，但是這麼個肥胖的中年婦人，縱使只有一個人在使用健康棒來減肥，也已經不錯了。

就像這種方式，和妳丈夫組成一組來做體操的話，便可以做各式各樣的組合式體操；而且最重要的是使夫妻之間的感情達到交流的作用。還可以互相使對方返老還童，而產生更好的夫妻關係。哎呀！還是恢復以前那般健康的身體比較好。

總而言之，首要便是實行，這是最重要的。

這位太太了不起的地方就在於：哪怕只有一點點，仍每天有恆心地去做運動。孜孜不倦地去做的人，必定得到效果。

縱使一天花上五分鐘，或十分鐘都是好的，這和習慣性地使身體移動是大不相同。不運動，而遊手好閒的人，因為他的新陳代謝非常不良，所以逐漸地加速胖起來。

如果藉著運動使氧氣輸送到體內的每個角落，並且使新陳代謝正常作用，便由於體內的排泄物及廢棄物等不斷地排出體外，而使體內經常呈現清潔順暢的狀態。

然而，把脊椎骨端正的挺直，這麼一來可使背脊增強其肌肉的堅韌度，並可使得正常地保護通過脊髓中間而佈滿體內之各式各樣的神經。

也就是使體內的機能達到高速運作的效果。
「這回再次見到金田先生的同時，變得更健康有精神，使我驚訝不已。」
那位婦人開朗地笑著，挺挺腰桿便回去了。
（比起和她第一次見面時的樣子，看起來的確是年輕兩、三歲。）
我親眼目睹健康棒體操實行後的成果，內心感到非常滿足，不覺莞爾。
希望全國缺乏運動的婦女們，能像她一樣來做健康棒體操。那正是使妳健康、返老還童的秘訣。

怎麼樣呢？像這位太太一樣，你的身體大概不致變得搖搖欲墜吧！總不致於再苦於腰痛、肩膀酸痛、肥胖、便秘、精力衰退等病痛。

此後所介紹的「金田式返老還童健康法」就是指為了醫治所謂「現代病」的病症而擬設的根本治療法；同時也是打從體內開始使之返老還童的一種健康法。我的身體至今仍比實際年齡還要年輕十歲以上，這是從教練那兒所得到的肯定，也是因為我持之以恆的去做金田式返老還童健康法的緣故。

◉脊椎的矯正乃返老還童的秘訣

那麼，返老還童、或者是治療腰痛、肩膀酸痛的要點在哪裡呢？

那是長久以來棒球生涯的實踐經驗所教我的；我所尊敬的甲木壽人先生（澀谷脊椎指壓醫療院之院長。早稻田大學講師）或是寒河江徹老師（STS健康生活協會無限塾主持）等等，在與諸位老師來往的時候，學會了把那些體驗和理論緊湊地結合在一起。健康乃繫乎脊椎，這種道理即使是理論性的也能瞭解。

畢竟脊椎的歪斜就是百病之根。

由於矯正了所謂生命的高速公路的脊椎骨，所以現代病得以一下子被驅跑，而且肉體必定能恢復疲勞和健康，而變成充滿朝氣且有幹勁的體魄。

女性變成朝氣蓬勃而能迅速處理事務的有魅力之體型，而男性則變成精力旺盛，肌肉結實的體態。

舒暢地把腰桿打直，也就是矯正姿勢及要親自去了解怎樣的健康才是好的。但是，真正的健康狀態不和諧，乃在得不到勝利、無精打采地洗三溫暖（sauna）而流汗的時候。

那時，原本所謂的奧林匹克（Olympic）選手的人，像有些話在嘀嘀咕咕地發牢騷。由於相信那一席話而實行的緣故，我的身體恢復以往的健康。這在第一章將作詳細的解說。

總而言之，我堅信像那個樣子的金田，當然有健康的身體，即使稍微有點過量，也很自然地使我回復到原來的狀態。只要我們不失誤，就可以獲勝了。

當然，我想如果沒像三溫暖那種事，也無法贏得像「四百勝（戰勝四百回合）」那樣的勝利的符號。

拿棒球來說吧！在高中時代因為是快速投手，而且球速失控，所以在當地掀起了一陣恐怖的浪潮。

對方球隊的領隊，甚至提出了「若派金田當投手的話，就不比賽了」的抗議。就以那種架勢拼命投向對方的打擊者。但是，我卻認為我們的腳和腰比別人強一倍，肩膀肌肉也比別人強上二倍、三倍。

由於加入職業棒球隊，且因為經年累月不斷地打棒球，所以身體狀況逐漸式微。「無法戰勝」、「得不到勝利」……如果沒有健康的身體，棒球就無法贏得勝利。

關於健康方面要真正的瞭解關心，就從現在開始。所以，

「戰勝四百回合的秘訣是什麼呢？」

有人這麼問的話。

「首先要對健康賦與關心，無論投球技術有多好，能投多快的球，忽略健康的人，是無法持久的。」

我必定理所當然如此回答；但縱使這是基本的道理，我仍然要說。投手們特別是在到了要站在投手板上投球的時候，身體狀況要完全保持正常，即使對於這種說法也是可以的。在日常生活中總是要考慮到身體的狀況。

例如說——「昨天，睡前按摩腳掌，就睡得很甜，今天晚上還要再試一次看看。」甚至睡覺的姿勢也好，如果不將手腳攤開呈現一個「大」字的睡姿，而將身體側彎縮著睡的話，當醒來的時候，神經會有被綳得緊緊地感覺。

把類似這種的經驗累積起來，自然而然對人體的種種奧妙與問題便能迎刃而解。一開始對關於人體各方面的常識產生興趣時，就會很想瞭解對於「為什麼會那樣呢？」的理論上的證明。

因此，開始閱讀有關健康方面的書籍。一邊找著，一邊拜訪專家學者，而且請教各式各樣的問題。

首先吸收依據自己的經驗，而認為是理所當然的事；然後再捨棄剩餘不必要的疑問。

這麼一來，在職業棒球界打滾了二十年，迄今仍維持著把健康列為生活重心的生活。

時至今日，我的體重和當年在棒球界時比起來，一公斤都沒改變。完全保持健康的身體。

但是，現在卻再次失去良好的健康身體。此時才深深體會到健康真是難能可貴呀！

治癒我的病就是：姿勢——以脊椎為中心的運動，以及提高這個運動效果的健康棒子。

關於這些痛苦的回憶，我打算在第一章作一番詳述。

◉減少身上的贅肉以保持正常的體重

消除腰痛、肩膀酸痛之後，就能增強體力，而變得有活力。生理痛以及便秘等等疾病的治療，若要一一列舉，真是數也數不清。

但是，我的返老還童健康法並非像在社會上所廣為流傳的：一天就可瘦一公斤之類那麼簡單的健康法。多多少少都必須讓身體動一下。

如果不使體內活性化，則絕對無法擁有健康且美麗的身體。單靠食物是無法得到健康的身體，這也不能說是胖瘦的問題。

舉個例子來說，有所謂食量大的瘦子。這種人生來就是個腹腔腸壁黏膜較薄的人。食物不太能消化而被排泄出來。

另一方面，也有只攝取少量的食物就發胖的人。這種人的腹腔腸壁生來就比較厚，所以對食物的吸收率較好，因而很快就胖起來。

這些都是最近醫學上被證明的事實。

首先必須瞭解本身與生俱來的體質究屬何種。若完全不涉及這方面的問題，偶而舉了些適合自己所主張的飲食理論的這種人作為例子，就會被這些所謂能減肥的最佳理論所迷惑。

漸漸地，有理智的讀者必須覺悟了。

人隨著各種不同的年齡，都有所謂對應其適當的體重。

我之所以能保持和在職業棒球界時期一樣，一公斤都沒增減的體重，是因為現在身體仍感覺非常容易勞動的緣故。

以適當體重（身高－一〇〇）×〇・九，這種比例除去身上的贅肉，就是金田式返老還童法。

現在舉一個錯誤的減肥方法的例子如下：骨折了，兩個禮拜之內不給肌肉加以刺激，肌肉將會鬆弛不靈活而腳也變細了。

身體完全不運動，東西也完全不吃，如此減肥出來的身段是屬於上面這型的。身體肌肉的鬆緊度沒有，卻隨著所謂「只要瘦下來的話就變漂亮了」這種大衆傳播神話似的口號而起舞的模樣，也是屬於這一型的。

你看到在漢城的奧林匹克運動會中跑步的美國選手——喬伊娜，她躍動而輕盈的體態，會不被迷惑嗎？

對於在日本所舉行的「有音樂伴奏之水中舞蹈（Synchronized • swimming）」的女王——小谷實可子的均衡調和的舞姿，會不看得心曠神怡而出神嗎？

那種動態而柔和的美，正是金田式返老還童健康法中，所作為目標的健康美。

隨著體重減輕，就要再補充回來。最近有個年輕健壯的女演員，因為想減肥就限制了飲食而減輕體重。結果罹患癌症而死了。

「癌症」曾經被認為是遺傳所引起的，但是，現在而言，卻是一種過於落伍的常識。「癌症」是由於精神壓力負擔過重因而擾亂了自律神經，結果有為數不少的專家學者，認為是因為免疫力降低的緣故。

無論是誰都有可能罹患癌症。限制飲食和絕食而致使身體的抵抗力消失的時候，癌症侵襲的部位便開始萌芽了。

有些人抵抗力消失的時候，往往或許因為感冒而致死，或許因牙痛而致死。若是走錯一步，就已蘊藏了罹患癌症的危險性。所以過分地減少食量是絕對不可以的。

◉返老還童健康法的四個重點

那麼，何謂「返老還童健康法」呢？關於這方面的問題將在第三章作一番詳述，所以在此僅作概括性地介紹。

①不可絕食

若一直持續不斷地絕食的話，間腦（位於大腦、中腦之間，屬腦的一部分，司體溫調節與收受自律神經的作用）部分的下端之食慾控制中樞神經，將被擾亂，而可能導致產生拒食症（拒絕一切食物，即毫無食慾）。一旦罹患拒食症，甚至連生命都可能有被奪取的危險。

②三餐，一天三餐適量的攝取

無論是日本料理也好，肉食也好，什麼都吃。食物的品質問題，在過去就造就了一種什麼都能吸收並加以消化的內臟功能。

③千萬不要使身體過分勞累

調養（after care）的精神：運動身體的時候是從快步行走開始，培養好快步行走的習慣之後，再轉移到跑步（running）。

④加重身體負荷之後，可藉一天五分鐘的金田式返老還童體操來調養身體

體操和健康棒合併使用可增加效果。

本書中，在最後一章將介紹具體的訓練方法。在這裡將告訴您以脊椎為中心的返老還童訓練，到底有怎麼樣的效果。

◉返老還童健康法的四種效果

①帶給您柔軟而有彈性的肌肉

由於運動量不足，現代人的身體肌肉是堅硬的嗎？還是變成鬆弛渙散的肌肉。

年輕的秘密就是有柔軟性的肌肉，有強韌的體力。若把金田式返老還童伸展運動（stretch）和健康棒組合起來，就可使肌肉增添活力，並可以恢復肌肉的柔軟度。

喘氣和肩膀酸痛，也許胃病和背脊酸痛的關係就好比是肌肉酸痛會引起各種不同的疾病一樣。依專家的說法，這是體腔內臟的反射現象。解除這些肌肉酸痛的訓練，都排滿在訓練的進度表中。

②保持身體的平衡

肌肉的硬化和表示老化現象相同，其關鍵就在於關節部位的硬度被提高了。要使關節柔軟化，關鍵在於姿勢的平衡性，也就是使身體保持平衡（balance）。

真正健康的身體並非只是使部分的肌肉和關節柔軟化而已。而須自始至終保持全身的平衡。做金田式返老還童體操，就可以保持全身的平衡。

③刺激穴道可產生無比的精力

使生命之能（Energie）旺盛的就是經穴（穴道），也就是所謂的點穴。由於針灸點中該穴道，則將產生一股無與倫比的旺盛精力。

人的全身到處都有穴道，至今一般人認為大概有二千個左右。人的身體全都是穴道。特別是腳掌，像所謂「內臟的反射點」那樣的重要，並且是所有通過內臟穴道的集中點。

如果在腳掌給與健康棒的滾動刺激（來來回回地加以刺激）的話，內臟功能便眼看著可以強化起來。強化精力實際上就是強化內臟的機能。還有怕冷症、失眠症等病，若也能用腳掌的滾動健康棒來加以刺激的話，是再好不過的了。

現在在台灣、美國、德國都有專門醫治腳的設施。而且時代一直不停地趨於須要我的返老還童健康法。

因失眠症而煩惱的人、懼冷症、焦躁不安、連性慾（Sex）的「S」這個字的慾望都提不起來的人，希望能盡量用滾動健康棒來刺激腳底和大腿內側的肌肉。

④調整好自主神經

人所謂的神經，就是白天時交感神經不斷反覆地振動、緊張和收縮。然後到了晚上，副交感神經振動遲緩，而逐漸擴張。

白天經過極度疲勞的神經，到了晚上要緩緩的休息，在生理上來說是有必要的。

這種韻律（rhythm）能夠一直保持規則而正常化，才有健康的身體。

用健康棒將加諸棒上的壓力加至身體的話，就會刺激到經脈（穴道），血液循環順暢，流汗等。由於以上種種現象而使得神經、血管、肌肉、淋巴腺等的生產機能大大地提高。

深入內臟的「腳掌穴道」

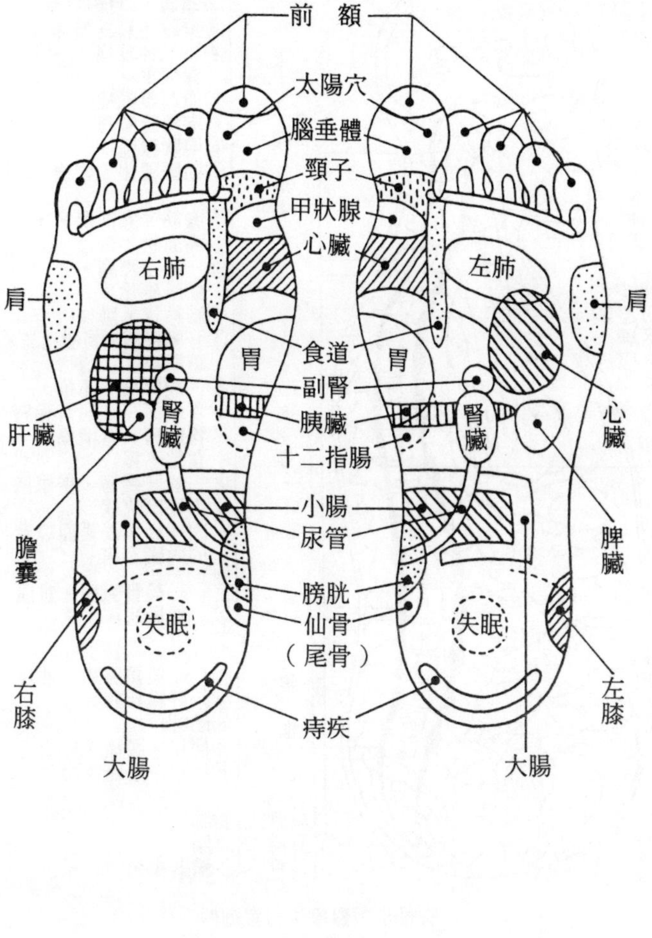
前　額
太陽穴
腦垂體
頸子
甲狀腺
心臟
右肺
左肺
肩
肩
食道
胃
胃
副腎
肝臟
腎臟
腎臟
胰臟
心臟
十二指腸
小腸
尿管
膽囊
脾臟
膀胱
仙骨
（尾骨）
失眠
失眠
右膝
左膝
痔疾
大腸
大腸

脊椎與疾病有深邃的因果關係

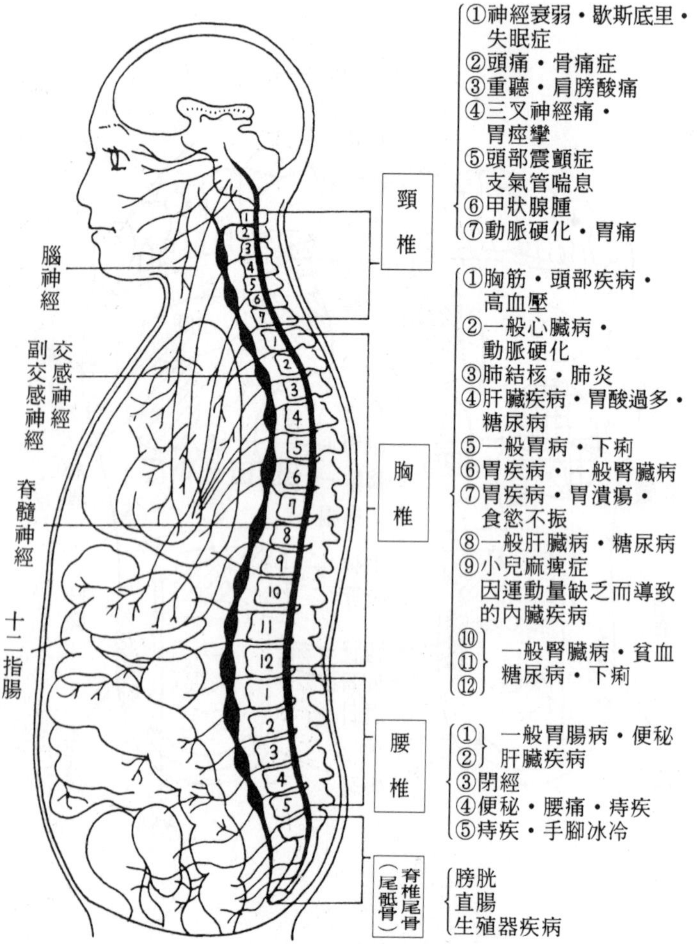
腦神經
交感神經
副交感神經
脊髓神經
十二指腸
頸椎
①神經衰弱・歇斯底里・失眠症
②頭痛・骨痛症
③重聽・肩膀酸痛
④三叉神經痛・胃痙攣
⑤頭部震顫症
支氣管喘息
⑥甲狀腺腫
⑦動脈硬化・胃痛
胸椎
①胸筋・頭部疾病・高血壓
②一般心臟病・動脈硬化
③肺結核・肺炎
④肝臟疾病・胃酸過多・糖尿病
⑤一般胃病・下痢
⑥胃疾病・一般腎臟病
⑦胃疾病・胃潰瘍・食慾不振
⑧一般肝臟病・糖尿病
⑨小兒痲痺症
因運動量缺乏而導致的內臟疾病
⑩⑪⑫ 一般腎臟病・貧血 糖尿病・下痢
腰椎
①② 一般胃腸病・便秘 肝臟疾病
③閉經
④便秘・腰痛・痔疾
⑤痔疾・手腳冰冷
脊椎尾骨（尾骶骨）
膀胱
直腸
生殖器疾病

脊椎指壓醫療法參考圖例

結果，自主神經也變得非常規則，所以到了晚上應該舒適地使人昏昏欲睡。

◎由經驗中的實例證明健康棒體操的效果

本書正好提出一些親身體驗的實例來。在這裡把健康棒贈送給各行各業的人，讓他們試著與返老還童體操合併使用看看。

以下就以分項書寫方式提出此中具代表性的實際成效的例子。

☆治癒了過胖症與過瘦症。　☆消除老人斑、雀斑、腫疱等。
☆皮膚粗糙的現象消失了。　☆身體變柔軟了。　☆腰痛消失了。　☆治癒了便秘。
☆產生了食慾。　☆消除肩膀酸痛。　☆治癒神經痛。　☆治癒頭痛。
☆提高了性能力。　☆減輕了生理痛。　☆治癒了夜尿症。
☆消除神經疲勞。　☆治癒神經衰弱症。　☆消除眼睛疲勞。
☆感冒提早復原。　☆不致於患傷風。　☆胸部變得豐滿。　☆腰變細了。
☆臀部上揚。　☆腿變修長。　☆提高學習能力。　☆提高工作能力。

此外的報告實例中，以脊椎為中心的返老還童健康法，為了調整中樞神經，而預防：以心臟為中心的循環器官系統、以肺為中心的呼吸系統、以胃腸為中心的消化系統等器官疾病的一種健康法。

身體老化程度的測試

現在把返老還童健康法的概要寫出來。接著你調查看看自己肉體老化的程度。老化的程度因人而異，和當時的年齡大小有所不同。

這項人體老化程度測試，乃參考於東海大學體育系教授，田中誠一先生所著『健康生活的延長（health-life stretch）』一書。

認識了自身此刻的老化程度，為了能再擁有以此為基準而栩栩如生的肉體，希望能活用這種返老還童健康法。

1 站起來，兩腳打開約與肩同寬。靜靜地呼吸再鬆弛。深呼吸後再停止呼吸（如圖①）。

＜憋氣時間的得點計算法為四十五秒以上三點，三十～四十四秒者二點，二十～二十九秒者一點，未滿二十秒者0點。＞

2腳跟著地，腰桿打直站立。接著深呼吸而用皮尺量胸圍。然後再用全力吐氣，再量一次。（如圖②）。

胸圍的差距大約多少呢？

〈計算得點男性差值九公分以上者三點，七・五～八・九公分二點，六・五～七・四公分一點，未滿六・五公分0點。女性差值七・五公分以上三點，六・五～七・四公分二點，五～六・四公分一點，未滿五公分0點。〉

3站起來，雙手捏腰的部分看看。計算放鬆時，手指所捏住的肉（或脂肪）的寬度（如圖③）。

〈計算所得贅肉的寬度二・五公分以下者三點，二・五～三・四公分二點，三・五～五公分一點，超過五公分以上的就要小心了。〉

4仰臥而雙腳伸直。兩腳儘量靠攏而伸直，並把足踝部分固定（如圖④）。就以這種姿勢慢慢地把身體放下回復到原來仰臥的姿勢。自始至終兩手臂一直保持向前伸直的狀態。

〈計算點數反覆作十一次以上者三點，七～十次二點，四～六次一點，三次以下0點。〉

5俯臥在床上。腳尖向前伸直，兩手張開（約與肩同寬），肩膀和手掌向下貼於地（床）面。以做伏地挺身的要領把上身撐起來。手臂伸直之後，再用力緩緩將身體放下，最後回復到原來的樣子。女性的動作則若能從膝蓋開始將身體往上提的話是比較好些（如圖⑤）。

＜計算的點數上下作五次以上得三點，四次二點，三次一點，少於二次0點。＞

6背貼著牆壁用腳尖站立。腰桿打直，兩手臂向前伸直並與地面平行。接著背脊沿著牆壁緩緩下滑而使腰部降低，直到採取蹲下的姿勢為止。此時兩膝併攏不得張開。腳跟翹起以腳尖立地的姿勢蹲下。背脊仍然是保持挺直的。

以一次從蹲下到站起往返算是一回合（如圖⑥）。

＜所得點數在十一次以上者為三點，八～十次為二點，五～七次一點，四次以下爲0點。＞

7坐在床上。上半身坐起來，兩腳張開約六十度。雙手置於腦後，兩手手指交叉。然後身體向左右扭轉。把右手肘扭轉而碰到左腳膝蓋為止。此時，腰桿仍然是挺直的。其次再恢復到原來的樣子；這回則是將左手肘扭轉直到碰到右腳膝蓋為止（如圖⑦）。

以此要領使身體向左右扭轉。

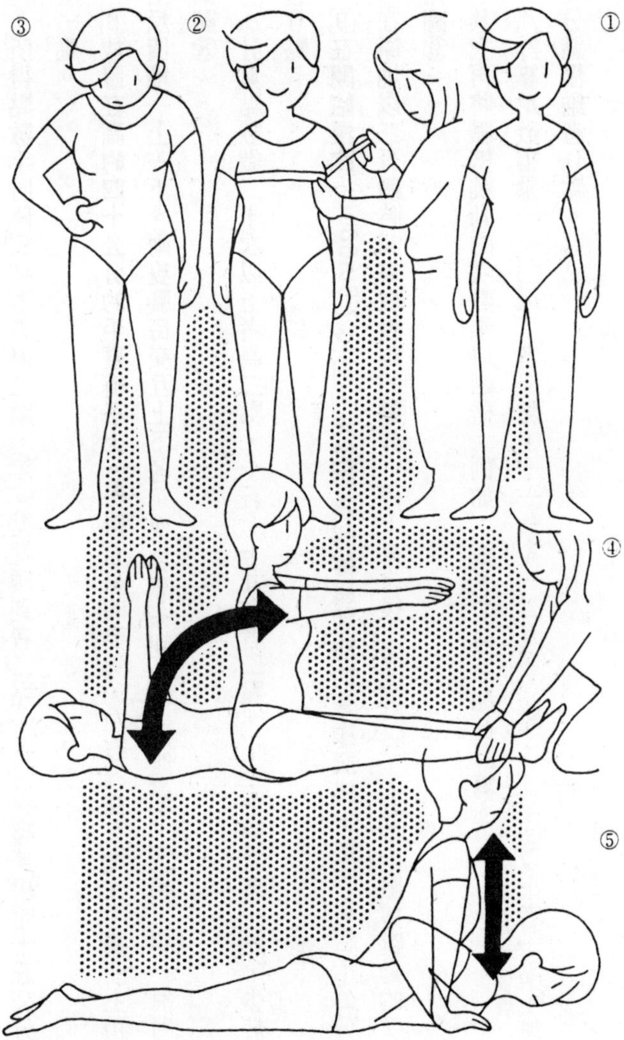
③
②
①
④
⑤

＜所得點數手肘碰到膝蓋者得三點，差一點就碰到者二點，手肘與膝蓋相距十五公分以上者一點。＞

8放置在高約四十公分的平臺椅子上。保持原來的姿勢，左右腳交互地在平臺面上和床面上反覆地一上一下。兩隻腳每交互上下各一次才算一回合。不能停下休息，須一氣呵成（如圖⑧）。

＜計算點數做二十次以上者為三點，十五～十九次者二點，十～十四次者一點，少於九次者0點。＞

9在開始慢跑（jogging）之前，先做好瞭解健康狀態的查核記錄。把腳舉起十公分以上，在原地以三分鐘時間來做慢跑的動作。停下來之後，立刻計算十五秒內脈搏跳動的次數（如圖⑨）。

其次再將脈搏跳動的次數乘以四倍。例如：30×4＝120 如此計算。

＜計算點數相乘一一〇以下者三點，一一一～一二九者二點，一三〇以上者一點，無持續三分鐘慢跑者0點。＞

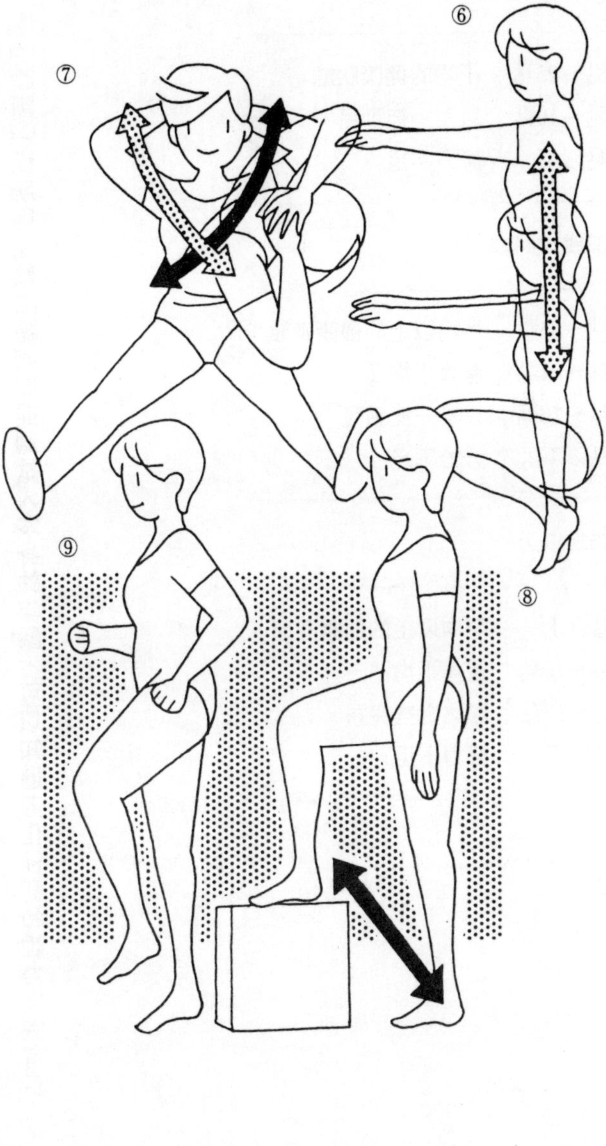
⑥
⑦
⑨
⑧

少。

［診斷］從所得點數之總和與受測試人本身的年齡，可以知道老化程度和體力大概有多

▼到29歲為止

27點～25點	平均的健康狀態
24點～19點	只差一把勁兒
18點以下	努力不足

▼30歲～44歲

27點～25點	平均以上的健康身體
24點～21點	還算平均
20點～16點	只差一把勁兒
15點以下	努力不足

▼45歲以上

23點以上	平均以上的健康身體
22點～19點	還算平均
18點～13點	顯然有些衰弱
12點以下	努力不足

第一章　健康棒挽救了我的棒球生涯

●支撐勝了四百場球賽之投手所憑藉的契機

我的人生最低潮（slump）時期……

◉現代的半健康社會有點奇怪

「金田先生，您總是精力充沛，告訴我您這種超健康的秘密吧！」常碰到人就聽他們這麼說。那時，我就回答說：

「身體髮膚，全承受自雙親，應該好好珍惜。當五官四肢健全地生下來之後，隨著年齡增長、老化而失去健康的這群人，太過於依賴自己的身體，而忽略了保養。」

完全不瞭解生命的可貴。自己的身體始終承傳自雙親之處，所以絕對不可有那是假的東西之不正確意識存在。

我總認為「意志是靠培養而來的。身體則是父母所賦予的。有智慧的意志，必須好好培養自己的身體。」（由於未能徹底執行這種對自己身體認知的基本教育，所以才會鬧出子女弒親等傷天害理的事件來。）

類似這種事，在我年紀輕的時候也曾胡鬧過。這和各位一點都不同，真是可憐的人啱！但是，一旦體驗到好的事情，就立刻去實行。不好的事情，立刻把它丟棄。健康的秘訣就在於此。

堅守誠摯的心和實行的力量等兩項原則，才有健康也才能夠工作。棒球賽也就能獲勝了。對於正在棒球界而贏得四百場勝利的投手——金田，有人對他輝煌的戰果輕描淡寫地給予評論說：「因為他是個天才嘛！」但是，我卻想對那幫人說：「應該是像有才能的人那般地努力才對。」在我仍在打棒球的歲月裡，棒球、棒球、棒球……一天到晚腦袋裡都是裝滿了棒球。當然這種訓練，以職業選手為名義，誰都願意接受的。

將因痛苦而倒下的時候咬緊牙關再跑一圈運動場吧！這就是一流的選手和普通的選手所不同的地方。他們的努力並不光是在訓練的時候而已。

在我從事職業棒球的二十年間，即使在盛夏也未曾脫過毛衣。這是因為使投手吃飯的傢伙——肩膀——著涼的話，是最傷元氣的。即使是在睡覺的時候也不會把像黃金一樣寶貴的左臂給壓在身體底下。任何事都非常細心注意。如果保護自己的話，對身體不加以多方注意是不行的。

比賽的當天也是如此。在比賽開始前的投球練習，應該瞄準距離投手位置後多少公尺的捕手，狠狠地投出快速球。

這麼一來，當正式比賽時，站在投手踏板上，就能夠非常接近地看到自己與捕手的距離。「我的快速球能打得到就打吧！」不由地湧現出這股自信心來。自己也暗示著。

但是，切忌粗心大意。投手常因孤獨（站在球場中央之故）而慢慢繃緊了自己緊張的情緒。在投手踏板上什麼聲音都聽不到。「哇……」這種驚叫簡直就像突然從地底下蹦出來的呻吟聲一樣，包圍著我。

此時絕對不能失去冷靜。我站在投手板上，一直用鼻子哼著歌，且混雜著唱些民間流傳的艷歌之類的調子。邊唱著歌邊讓手臂揮擺著，手腕也左右地搖晃著。這才能使心情平衡，也是為了消除腦部緊張的一種鬆弛辦法。

為求勝而做的努力就是「健康」，從日常生活中起，一直到正式比賽止，都是靠真槍實彈一決勝負的。

從所有的經驗、體會、痛苦中想出了一套所謂「返老還童健康法——健康棒」這種東西。它就是我終生的良伴，也是金田棒球的結晶。

我想用這支健康棒來造福人類。因為現代的人，有些錯誤的觀念。

你看看：現代人的不健康。

因糖尿病而無法離開胰島素（insulin）來自立的小孩的模樣，一直苦於現代文明病的成人模樣，熟睡了的老人的模樣，逐年增高的醫療費其昂貴的情形。

儘管演變到這種事態，但學者專家們卻光是在說：「做啊！吃些纖維質的東西，肉類則適可而止地攝取就好了。」自然食當然是有點道理。理論上大概是合乎標準。然而如果膽敢對我說的話，我真想回他們「笨蛋」！

只吃一點點食物是無法平穩下來。我想：為何不說：「培養儘可能戰勝不健康的體力和消化器官吧！」

開始散步，藉著慢跑、健康棒來調整身體的健康情形。並且吃一些美食、早睡早起，這才是根本的治療方法。這麼做，醫療費就不知能得到多少錢的幫助了。

對這個半健康人社會敲響警鐘的，就是金田的健康棒呀！

◉不打棒球的話我就會死

在父親過世的前後，我曾在千鈞一髮之際體驗了像死亡那樣恐怖的事。

那年的正月一開始，有個怎麼也推不掉的高爾夫（golfer）約會，因此開著一部中型的奧斯汀汽車（Austin）向著神奈川縣的湯河平原駛去。

我一面駕駛，一面卻直掛心著病情不樂觀的父親，氣氛非常沈悶。

當時還沒有高速公路，在第一京濱工業區當我到達要進入大磯的街道時，有一部在打瞌睡駕駛著飛奔而來的大卡車，像個龐然大物似的，跨過了路面中心線，霍地朝著我的車衝了過來。

我連續按著汽車的喇叭。在我想罵「去死吧！」之前就踩了煞車。一刹那的反射神經「嘰嘰嘰——」急遽地煞車聲刺耳地響著，才把車給停住。

「砰——」的一聲，大卡車撞上了我煞住的車。撞上的同時我急轉方向盤。擋風玻璃被撞得粉碎，方向盤彎得像麥芽糖一樣。

比我晚一瞬間踩煞車的後面那部車，則和大卡車正面迎撞，整個車體就變得像個洩了氣的氣球一樣面目全非。

至今想起此事仍不禁全身不寒而顫。如果在當時像一般人一樣不再鍛鍊身體的話，腦袋就會被擋風玻璃的碎片給刺穿了。如果沒有瞬間的反射神經時，就會連人帶車地和大貨卡車正面迎撞而死。

當時幸好是在心中直掛念著父親的病，不知不覺中車速就慢了下來。所以，我並不感覺到當時運動有什麼可貴的。

所謂「瞬間判斷力、反射神經、瞬間爆發力」，就是在平常的時候，由鍛鍊身體所產生的自然能力。

因此，我認為最近交通事故急遽增加和車輛氾濫，同時還有不事活動的人，他們遲鈍的感覺與反射神經有莫大的關係。

花點錢給車子做些安全裝置也是值得的。但是駕駛車子時，駕駛本身體能狀態不是非常健全的話；由於焦躁、不安、精神壓力、體力衰弱等等，將失去耐性和毅力。即使遇到司空見慣的交通阻塞，也是「嗶！嗶——嗶！嗶——」地猛按喇叭。

因為忍受不了，即使碰到一些極稀鬆平常的障礙，神經也就受不了。這全都是不健康的最好證明。

由於棒球的緣故，我不只在金錢方面，就連生命也獲益良多。那時我學到了一個不變的真理：人類所謂「命運」這種事情，就是靠流汗、努力所開拓得來的。

挽救崩潰身體的健康之道就是……

◉由於父親的死使身體萎靡不振

這個意外的交通事件被大衆傳播媒體給報導或書寫成「金田死亡」、「金田重傷」、「金田行踪不明」等等不負責任的言論。

還好，本人天生是樂天派的。由於鮮血直流地出現在高爾夫球場，使球場裡的球友大吃一驚。

「你是不是傻瓜啊！」大家紛紛地數落著我。當高爾夫球結束後要洗澡時，因為傷口太痛，所以在浴室裡無法動彈。

哎！就因為這種種事件的打擊，所以長島開始進入棒球界的那年正是我最累的一年。同時要不斷地兼顧到棒球和病中的父親。

往年我在每個季節的尾聲，都要給身體作一番好好的調養並使之有充分的休息。在面臨下一季時，才能使身體回復到原來的健康。那就是我每年贏二十場球賽的秘訣。

然而，一月六日那天，父親病逝的時候，我的身體亦隨之崩潰了。突然開始感到疲倦；而且累得像個青葫蘆一樣，全身骨頭都硬梆梆的。

從十五日左右起便又開始了訓練。但是整個身體仍無法提起勁來。總覺得身體很不舒服。到了校園，身體就無法靈活的轉動。整個季節都是這副德行。也勝不了，身體慵懶，毫無鬪志。

即使是天皇老子來說我，我也是變得無精打采的。而那時卻開始瀉肚子。不論吃什麼都會拉肚子。而後又開始患了失眠症；因為人類當他疲勞達到極限的時候，就會無法入眠。不斷要求自己：睡吧！睡吧！卻根本睡不著。

實在不知如何是好，於是去找精神科醫生。在醫院配了各樣的藥回來，但仍然失眠。而且腹瀉也愈發激烈了。每天都持續八、九次之多。

因此我一直焦慮地告訴自己「一定要吃飯！一定要吃飯！」我的職業性體格就是本錢。無論如何都設法吃點東西吧！於是到了位於水道橋的醫院打了一針殺菌的藥劑（ozone一種防腐、殺菌、漂白作用的藥劑）。就是一種食慾增進劑。這一針打下去之後，便湧現出一股非常驚人的食慾。

於是變得看到食物就想吃。吃啊！吃啊！不管怎麼個吃法，但是照常拉肚子。

儘管如此棒球仍要打，汗要流，水要喝，跟著就拉肚子。止不住。怎麼也治不好。

在這種情形之下，棒球是別想贏了，輸定了，灰心到極點！請設法幫我想辦法吧！實在是緊要關頭，現在已經到了「只要能救命什麼都好」的地步了。

在最糟糕的時候瞭解到「西式健康法」這玩意兒。就是熱水和冷水依次加進去，使自主神經規律化，並且促進新陳代謝的一種健康療法。所以我到了位於銀座的「東京溫泉」。因為一心只想把病治好，所以什麼都要嘗試看看。

◉「那種身體哪有什麼力量可言？」有位男士這樣對我說

跳進三溫暖澡堂裡頭，卻變得無精打采，顯得蒼老了許多。全身充滿倦怠感。如今想起當時那種情形，寧可放棄，自殺算了。

實在沒有辦法了，實在沒有辦法了！消瘦地看起來傻不楞登的。

就在那時，有個滿身酒臭味的傢伙走了進來。喝得稀巴爛醉；那個傢伙雖然倒了下來，但看起來卻一副死不了似的那麼有精神。

那個傢伙毫不客氣地走近我身旁，突然「哇！」的一聲拍我的背。「幹嘛！」我立刻生氣了。

「金田君！怎麼這個樣子呢？」

他竟然把那句是我此時專利的話，啪地一聲給丟了過來：

「像你那種身體哪夠力呢？」

我是個生來就好勝的人；所以在心中暗自吶喊：「喝醉酒的人，所說的話別去管它，算了！」

但我是純樸的人，那個時候連性慾的性這個字所蘊涵的慾望絲毫都沒有。

「看樣子，再不久連你老婆都要跑掉嘍！」

他就這麼不客氣嘮嘮叨叨想到什麼就說什麼。

「你這個笨蛋！我到底哪裡不好呢？」

我氣得血脈賁張直升腦門，心裡想著「一定要想個對策才是。」所以才不客氣地蹦出這兩句話來。

「大致上來說那種姿勢是怎麼樣的呢？那種姿態又不是幽靈，所以怎麼可能傻傻地楞在那兒，而且一塊進到澡堂心情就惡劣了。」

當我開始把「姿勢」這個名詞放在心裡，就是從這時刻起。之後就瞭解到自己像駝背一樣弓著背的醜態。但是，一時卻沒想到姿勢和健康的關係。

「還有更甚者，年輕人挺起胸膛，把腰桿打直的樣子……。」

他說完又在我背後「嘭！」地一聲用力拍擊我。那種樣子好像來勢洶洶一副要打架的樣子。

「你說！到底要我怎麼做。」

我是一絲不苟的，同時那個人也露出很真誠的表情。

「我本來是奧林匹克運動會的選手，即使現在我運動起來也是很有精神的。不信你看，我這種姿勢……。」

他的確背脊挺直有神。

「那我的身體要怎麼才治得好呢？要怎麼才治得好呢？」

「每天做深呼吸運動，亦即每天深深地吐氣和吸氣，就可以治好你的駝背。廢話少說，先矯正你的姿勢再說吧！」

於是那個人就只說了這麼些話。而出汗狀況正常的人很快地就跑出三溫暖室了。但是我這種佝僂的身體，卻一直流不出汗來。

「他媽的！」我邊在心裡嘀咕著，邊走出了三溫暖澡堂，馬上作深呼吸。在深呼吸時想到了：「啊！就是姿勢嘛……」

於是，那位男士的一番話，替我撿回了一條命。

◎雖然只是一支棒子，然而卻全靠它了

從此以後便立刻實行。挺起胸膛、挺起胸膛，不斷反覆地深呼吸。可是一旦變成像駝背那樣的身體時，就不管你怎麼挺胸，反覆地深呼吸也治不好這種病。

不過，「姿勢」這個字眼卻始終離不開我的腦海。因此，有一天當我在球場正等待作擊

球（batting）練習的時候，無意中把一支球棒從地上撿起來，再用雙手把它放在背後，然後開始左右地扭轉腰。

從這次以後，就總是棒不離手而開始藉著那支球棒作一些棒子體操。即使是棒球的球也把它用來按壓背脊。以球作遊戲時，也是放在背脊骨上。

夜裡失眠的時候，就用球棒揉搓按摩頭部。

能使胯股關節柔軟化的仍是棒子。不論在哪裡都是棒子、棒子，地撫摸著。

所以，不久就治癒矯正了駝背。於是脊椎就挺直了。同時恢復了身體的機能、腹瀉也止了、棒賽也能打贏。

因此，終於在那一年，連同最後一役都能得到十年連續二十場勝利的輝煌戰果。

此後的精神狀態，那種飽滿無與倫比的樣子，就連我自己都感到無由來的害怕起來。

由於常被超健康的人看到，所以我也有這種痛苦的經驗和教訓。照理說並不一定是生來就一帆風順的。球棒挽救了我的生命。棒子和我有密切關係，從徘徊在生死邊緣的不健康之中蛻變而出，於是寫下了克服這些病痛的歷史詩篇。

「健康棒」就是從這支棒子得到了啟示而發明出來的。

【重點問答】

問——矯正姿勢。若這麼說的話，正襟危坐地回憶往事。正襟危坐有益於健康嗎？

答——正襟危坐的姿勢對健康是非常好的。如果正坐的話會使腳發麻。在自然的情況下，會給腳和腳掌作「馬殺雞（massage—按摩）」。

穴道刺激，特別是刺激腳底的穴道，對健康能有什麼助益，全看你所讀的怎麼樣了。

經驗範例

以增強體力來提升投手的力道

身為高中棒球投手的○君，是在五年前左右，我演講之前所偶然相遇的年輕人。不管到任何地方，因為我每天都不能缺少運動，所以那天很早就起床了，走到旅館附近的公園。於是就看到比我還早到，而已在那裡運動的人影。

「喔，你可真早啊！你每天都這麼早嗎？」

那個少年突然態度嚴肅起來，仰起臉「嗬！嗬！」地喘著白色煙霧似的氣；在寒冷的時候就是呈現這種景象。

一方面我們一塊兒讓身體活動，一方面聽聽看：大家認為他當投手，所以肩膀一定很好很靈活，但是不管怎麼說都無法持續他手臂的耐力（stamina）。大概經過五局左右球速就跑不快，一下就被打中了。少年這麼說著。我則對他說：

「我常看你這麼一大早就在跑步，不過我沒說出來，只是放在心裡頭。但是現在仔細一瞧，卻發現你的運動根本不合邏輯。有一種讓身體扭轉擺動，是最好的方法。」

此後我就使用棒子（那時還沒有設計出健康棒）教那個少年一些有效的運動。

「金田先生的身體可真柔軟哪！」

他像長島一樣地口氣對我說。

「那麼就每天這樣作體操囉！你如果想成為一個好投手的話，首先就要讓身體變得更柔軟而且要增強體力。」

如此大約過了半年光景，收到一封從K市寄來的信。就是那位少年寫來的。到現在為止，怎麼都無法連贏兩場球賽，但是那年卻堅持直到進入選拔準決賽的隊伍為止。

我不時地想起了少年時代對棒球夢寐以求的那份憧憬，而這個少年正努力地培養體力，希望能夠踏進甲子園運動場上的泥土，這也是他的心願。

要以一句話來解釋增強體力，當然沒有那麼簡單。

如果活動手腳末端的肌肉的話，為了要產生供給活動所須的能量，就會使得血液循環加速，而且需要大量的氧氣。然而更甚者，為了補充氧氣和營養，便產生了新的血管、保護血管的肉——也就是長出肌肉來。

對於硬梆梆而繃緊肌肉的體質而言，之所以有耐力，正意味著氧氣的供給能順利地進行之故。

第二章　總括現代人的半健康百態

●不從現在開始的話就會夭折

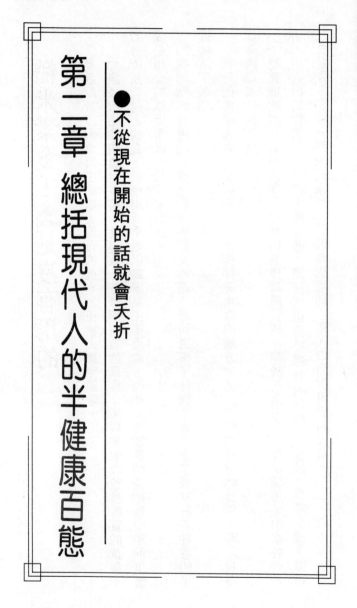

糙米素食主義是沒有用的

最近對於以肉食為主的歐美飲食的批判，正被大聲呼籲著。

如果攝取這類肉食過多時，將導致一些無藥可救的癌症；所以多吸收些纖維質的食物。若分析長壽村之飲食，則發現幾乎是以雜糧為主要食物，因此，據說應該是把數十年前乍看像是粗食的飲食帶進一般的家庭裡。

我認為頗有道理。但是我特別要說的是：是否丟棄了法國菜呢？忘了那些好香好香的牛排味道了嗎？

我是個像螢火蟲一樣的男人。在有甘美水質的地方，必定能吃到甘美的食物。所以我漫步全國以求一飲甘泉。

徹底地吃到甘美的食物。在我仍是棒球隊員時，關於吃飯方面，我是個飯量相當於兩人份、三人份的大男人。早在十幾年前，總是把相當於那時的日幣壹佰萬圓放進小型手提箱（attache case）然後去旅行。只因為想嚐到一些入口如銷魂般的美食。

像我這樣的人，只有靠雜糧為食物的生活，簡直就像地獄一樣。現在的年輕孩子會像那樣子嗎？若要他們回到戰前和戰時的那種飲食生活是不可能的。因之，首先以知識而言，要好好地灌輸到腦子裡。那樣的意識才是最重要的。

但如果讓我來說的話，最最重要的就是創造出一種即使只吃一點點的東西，也毫無影響的強健體魄。即使是肉類，對於培養瞬間爆發力而言是不可或缺的食物，也是一種重要的食品。

由於現代的人不事運動，消化系統非常的虛弱，因此只要稍微多吃一點就消化不良。一旦有了「腹脹、心肺阻塞」等現象，當然什麼毛病都會跟著發生。

使勁兒地讓它暢通吧！就是要培養這種體力，這也才是根本的治療方法。

舉個例說，那個廣岡先生正是糙米素食主義者。理論上的說法是可以的，但是強迫西武隊所有的球員選手都像他一樣，則對一個領導人物而言並非明智之舉。知識過於先進卻不瞭解人類的感情和內心的微妙之處。

對方並不是病貓，而是汗水不停地流著，運動完了之後反而精力旺盛無比的年輕人哪！

這——就像當時的田淵那樣，理論上是很好，但不管怎麼說，都不可以強迫所有球員和他一樣。

首先我們先別理這班年輕人。因為食物的詛咒是非常可怕。

當我擔任羅德隊的領隊時，不管有什麼事，不管有什麼食物，不是熱透的東西是絕不會放在餐桌上。因為涼了的食物對身體有害，所以菜一做好就立刻讓選手們吃，要徹徹底底這麼作。練球時要徹底執行，吃飯時也要如此。生冷的食物對身體不好，而且比什麼都不好！菜不好而又在最適合吃的時候卻不吃，這樣實在太對不起廚師了。當然在考慮營養均衡的同時，也要求廚師作好吃的菜肴。

廣岡先生就是個糙米素食主義者，就好比是醫生在選手身體狀況極惡劣之時，為他們配藥一樣。但是他那種伙食能使身體健康而活蹦亂跳的年輕人，他們目光閃耀如炬嗎？伙食務必要好，這是我的主張。

如果生病了吃糙米也好，喝稀飯也可以。但是為了能夠真正的工作起見，我卻不由自主的在心裡嘀咕著：「我真想吃一口喔！香噴噴的樣子。飯來呀！飯來呀！快點兒來吧！」我垂涎三尺似的興起了一股極強烈的食慾。

現在大多數的人，酒足飯飽之餘卻不思運動，以致於陷入了「咳──！糙米飯」的這種困境。

因此，為了脫離這些困境的束縛，就必須創造出強健的體格。愛好運動的人絕對不會陷自己於吃糙米的困境地。

生病的話就吃糙米飯及喝稀飯，痊癒後吃肉也可以，吃魚也可以，就是要攝取有營養的食物。所以堅決反對下命令讓所有的選手吃糙米飯。

身為現代人，首要的工作就是藉運動來培養出艮好的體魄。

問題兒童都是來自不健康的家庭

從散步開始到慢跑，然後再做身體調養，如果不忘這個原則，身體才能常保健康。

哪怕一天只做五分鐘的運動都是好的。希望一大早能和家人一起做運動。

大夥兒一起跑就不感覺得累。在羅德隊的時候也是那様。如果有六十個人，就六十個人一起繞四百公尺的跑道，跑上個四十圈。也就是跑一萬六千公尺。若是一個人的話，卻怎麽也跑不來。

使呼吸均勻，用眼睛餘光注意四周，步伐一致。總之，就是大夥兒一起以四百公尺一圈的操場跑個四十圈的那股意志與關懷，這樣才能跑完全程。

若是有隊友脫隊的話，就催他趕上，並夾在隊伍中間一起跑。所以可以全隊跑完全程，也才可以促成感情交流。

我認為家庭也可以說是同樣的情形。

撇開那種紛亂而漫無目的的跑步不說，只要五分鐘十分鐘就夠了。做完預備體操後慢慢步行，之後家族全員開始跑看看。這將是一幅極具優美的風情畫。

這種家庭又怎麼可能產生出拒絕上學的兒童呢？

自閉症、暴力兒，這全都歸咎於雙親的責任。現在的小孩大多數脊椎骨都軟綿綿地，所以在學校朝會的時候，常突然啪嗒的倒在地上。這也完全是父母親的疏失。

有些家庭是母親親自撫養子女傳送母愛（skinship）的，因為是母子一起流汗運動，所以絕不會生出一些沒有用的孩子。

便秘、狐臭的根源乃起於停止運動之時

「不流汗的人生是沒什麼希望的！」這就是我所抱持的理論。所謂清潔感乃是因為流汗所流露出來的一種自然感覺。汗水之所以從身體流出來就是因為運動之故。

可是最近卻有很多人紛紛訴苦鬧便秘。「您大便了嗎？大概沒有便秘吧！」在我們辦事處的女孩子也這麼不在乎地說。如果小女孩都便秘的話，就嚴厲地加以斥責。我想這樣就不會再有便秘這種恐怖的病症了。

和這種不良影響相較之下，往往最容易被發現的症狀就是便秘了。大致上說來便秘這種毛病就是由於懶惰病，以及對於身體方面的運動方法未能達到如期的效果所引起。

最近總是把別人的體臭（即俗稱狐臭）擱在心裡頭，覺得很不舒服。有人說導致狐臭的原因是吃了肉類和奶油之類的歐美口味所引發的。的確是有一些道理。

但是事實上卻是對身體的壓榨擠壓方法不敷使用的緣故所引起的。也就是身體排汗方法不足以達到新陳代謝的作用之故。所以要把出汗後體內的毒素廢棄物排泄出來。要全面的鍛鍊腳和腰力，邊使汗水漱漱地流著，邊把體內的髒東西給榨乾。必須要鍛鍊身體，身體必須要活動。然後必須要流汗才行。這才是造就健康身體的基本方法。

然而為了擁有健康的身體，在孩提時期就要養成基礎的體力。沒有健康的身體還說什麼努力，說什麼接受考驗，我是這麼認為的。依我之見，最近的肥胖兒就是一種病態。責任不在他人，就在於雙親身上。如果自認為我的小孩非常可愛，為何不能好好照顧孩子的身體呢！

近來還有個小孩子竟因跑操場一圈後心臟痲痺而死。這些也都是因為父母管教不夠。但是大衆傳播媒體的一些笨蛋，竟然對於孩子們的生活環境隻字未提，反而一味地攻擊批評老師說：「都是老師不好！都是老師不好！為什麼把他殺死？為什麼把他殺死？」

如果以老師立場來看的話，由於對近來孩子們的脆弱情形憂心忡忡，以及哪怕是只增加了些微不足道的體力的那份決心，照理說是會讓他們跑操場。那麼一定不會有只因跑一圈操場就引起心臟麻痺的想法了。

若讓我來說的話，一個個手拉著手按部就班地教導孩子們散步、慢跑、體操、保持體溫的，就是父母親。

在一個那些事項什麼都不教而像是泡漬了毒藥似的生活環境中培育小孩，有時孩子們在團體生活中跑步時，心臟會奇怪地突然停止跳動。即使一般認為是父母的管教不周密，但也沒辦法。報紙把那些提出來攻訐老師。此時雙親最應該知道羞恥。而且應該自己承認說：「這是我的責任。」但他們對此絕口不提。

這個事件或許讓各地的老師們感到為難，也許不會再勉強孩子們跑操場，照理也有老師這麼認為的。

培養孩子們的基礎體力，到現在仍要倒退一步。

即或是這種情形，但也希望再不要把死掉的孩子的母親當作悲劇女主角（heroine）般來看待。現在的社會，所發生的故事簡直就是背道而馳。

沒有健康而且堅韌的身體何必接受測驗，何必努力，所以我認為日本沒有將來。

體驗範例

便秘是百病之源，做棒子體操便秘就暢通

我所認識的S先生常常為引起慢性的腹痛而苦惱。即使到醫院檢查，也無法清楚地瞭解癥結所在。

當疼痛來的時候，S先生吃了在市場買來的胃藥之後，才好不容易把痛給止了下來，但是好像也逐漸失去了藥效。

當我看著他不太有精神的臉龐而顯得一副無精打采的表情時，我說：

「S先生！您臉色很難看。是否每天按時排泄體內的廢棄物，如果囤積糞便在體內的話，會搞壞身體，不妨讓你的身體動一動吧！喏！我的健康棒不妨拿去用看看。」

說著就把健康棒交給了他。

就只有那些而已，S先生的事早忘得一乾二淨了。

之後大概過了三個禮拜左右，S先生寄來了我最喜歡的朝鮮辣泡菜。

當我邊想：「會是什麼呢？」邊拆開包裹時，發現裡頭有一封信。所寫的摘要如下

：首先是客氣地敍述我送他健康棒的謝意，在半信半疑之下使用看看吧！還不到一個禮拜的時間，就每隔三天便開始暢通體內的糞便，不久更每隔一天就可以排糞，而且放得出屁來了。從那時起之後有如從下腹部往上頂一般的腹痛情形就再也沒發生過了。這大概也就是每天都做適度的運動之故吧！

S先生的腹痛，就是由於便秘而使腹部充滿脹氣，以致壓迫到內臟之故所引起的。

另外我所認識的一位三十八歲的婦人，聽說她由於便秘使得腸子被壓擠突出於胃的末端，因此淪為接受這項手術之苦。

她的情形好像打從孩提時期起就有便秘現象似的，而由於便秘時常引起腹痛現象，所以並沒有馬上察覺有什麼不對勁。

回想起來，在國中和高中的時期，有時候根本都沒有什麼腹痛等慢性病發生。那個時候她正加入了籃球隊，整天埋首於激烈的運動。

但是一出了社會，而開始在公司擔任辦事員上班的時候，便再度發生腹痛現象。時而發生全身冷汗直冒、頭暈目眩等不良現象。

然後突然在腹部所充滿的脹氣（gas）把腸子向上面擠壓一直到露出於胃的上方為

止，接著就必須動手術了。

千萬別輕視它說：「只不過是便秘而已嘛！」這並非危言聳聽的話，而是很嚴肅的問題。

健康迷你知識

驅走毒素者唯汗而已

對於廢物的處理所扮演的重要角色，就是出汗作用。那麼又有怎麼樣的具體效果呢？在國立營養學研究所所進行的一項值得重視的實驗，已經發表了它的結果。根據它的結果內容是這麼說的：

「鈉（natrium）和鉀（kalium）是體內所必須的元素，那麼輕金屬類隨著出汗作用幾乎排不出體外。然而，像對身體有害的鉛和鎘（cadmium）這一類的重金屬物質，隨著汗水同時大量的排泄出來，進而保持體內血液成分的平衡度。

因此，危險食品和重金屬物質氾濫的今天，一天一次的大量流汗，就是保養身體的一大秘訣。」

對人的身體而言，成人的比例是水分佔體重的百分之六十。體液（在體內所有的液體。血液、淋巴液、腦脊髓、黏膜液體等等）中百分之五十五留存在細胞內，剩餘的百分之四十五，則分別在細胞間物質的細胞四周。

所謂「細胞外液」就是指「血液」而言。血液把氧和營養素輸送到身體各部位，廢棄物則通過肺臟和腎臟，或是皮膚而排泄到體外。

例如，二氧化碳是由肺所排出，尿液是由腎臟所排出，汗則由皮膚排出體外。

由此可知：其他的廢棄物邊由內臟所負擔邊把它排出體外。但是只有汗不須內臟諸器官來盛裝，它只消一味地把廢物排除到體外。

但是流汗之後，千萬不可以忘了調養。出汗之後鹽分和維他命（vitamin）等容易流失，所以身體需要補充養分。

因而有必要補充這些流失的養分。

而肌肉疲勞是在於使用健康棒之後流汗所生，所以鹽分、維他命之類的養分就必須補充。通常運動後的調養是不能忽略的。

健康迷你知識

氧氣不夠乃百病之根

維持生命最重要的東西，不用說也知道是「氧氣」。沒有氧氣就根本沒法子生存，將導致腦死三分而且不可能再生的機會了。

甚至食物在體內都和氧氣相結合，產生了能量而後再燃燒消耗這些能量。

「百病的原因乃在於缺氧」說這句話的是野口英世博士。

換句話說，就是充分地補充氧氣，也就是可以預防許多疾病，並且可以治癒它。

由於運動便可攝取許多氧氣，更不用說可以促進新陳代謝的作用。

氧氣首先進入到肺，和血液中的血紅素（hemoglodin——血紅蛋白）相結合。

紅血球中不只是有血色素。以火車為例，就像座位指定列車一樣，以此來衡量比較看看。

男人的比例是血液一立方毫米（㎣）中約有五百萬個紅血球；女人的比例則約有四百五十萬個左右；如果低於上述這種比例，所呈現的狀態就叫做「貧血症」。

與氧氣結合的血色素環繞了大動脈——動脈——細動脈——微血管等，經過了內呼吸的代謝而與代謝物中的氫離子以及碳相結合，把它運送到肺和腎臟，藉呼吸而從肺部放出二氧化碳，從腎臟把尿排出，自皮膚把汗排出體外。

經常運動而充分攝取氧的人，代謝作用正常，可以說是沒有垃圾而身體清潔的人了。沒有垃圾的身體，照理說就不會有病了。

過於忙碌的現代孩子

少年時代我可是什麼都第一喔。像相撲，吵架都是第一的。拿游泳來說吧！簡直就好比潛水艇那樣的潛水名手，而且丟石頭的力氣都比大人來得大。我想大概連每天早上起床的時間都是全班最早的吧！

這些習慣一直持續到今天。

我想是這樣子的：早上起床之後就開始忙著工作。做體操會使我精神百倍，完了之後才吃早飯。這個習慣從孩提時期就有了。因此，對於不注重早餐營養的家庭，輕視早餐的家庭而言，我想不可能是和睦而且健康的家庭。

清晨在我家附近的學校裡養的雞「喔——喔喔——」地叫了起來。

我想：「哎呀！天亮了！」

這是一種叫人舒爽心曠神怡的聲音，也叫人忘卻一切煩惱和不愉快。

如果那種聲音聽起來會覺得煩躁的話，那麼那個人一定有病。

以前的人，在冬天晚上六、七點鐘就睡了，黎明四、五點就起床了。配合太陽的運行節奏，這就是人類的自然定律。由於文明的利器以及電氣化的社會，這種韻律統統都出了常軌而亂了起來。

但是，我們必須在某些地方給予明確的界限。所以孩子們早上起床，在上學之前先跟著收音機來做體操，等到產生了食慾，再好好飽餐一頓，然後才精神奕奕地到學校去。這才是最理想的晨間生活。

當胃呈現睡眠狀態的時候，就會把早上所吃的東西撥成一堆，挺著一個沈重的胃到學校去，的確叫人難過。

如果身體呈昏昏欲睡狀，那麼絕對無法集中精神來聽老師講課。

三十分鐘也好，一個小時也好，早點起床把一切事情準備就緒。就這樣我才到學校去。

到了學校我可是極盡所能的大鬧一番。扳槓子啦，摘帽子啦，什麼都玩，玩得渾然忘我。而當時的遊戲可是很認真的。躲迷藏也玩，官兵捉強盜也玩，玩得滿身泥巴還在拼命地玩。玩得全身污七抹黑的回到家，母親正在做晚飯。在晚飯弄好之前，總覺得慵慵懶懶地好無聊。

何以孩提時候，在家裡總那麼地無聊呢？至今兒時的情景仍歷歷在目。這大概是在學校的樂趣劇烈地延燒的反作用力吧。也許是沒有電視的關係吧！常常在發呆所以才總覺得很無聊。

如今回想起來，這些是和早上起床後運動的充電有關聯。正因為會無聊，所以清晨五點鐘左右就已經跑到外頭，一如往昔般地玩了起來。

現在的孩子所謂的回家，就是回到像學校一樣的宿舍，就是一種藝能技術的學習，因此連無聊的時間都沒有。

到了晚上，因為白天並沒有玩得太激烈，所以眼睛仍晶瑩剔透般炯炯有神。「看電視卻老播廣告，實在真無聊！不是漸漸地就睡著了嗎？」說完就煞有其事似的睡了，這就是現代兒童的寫照。連睡前白雪公主的故事都來不及聽呢！

「哎呀！九點鐘嘍，再不睡的話，明天在學校上課準是頭腦模糊不清，老師所講的課根本聽不進去！」

也有些小孩被強迫睡覺的。臥室就叫強制收容所。在這個強制收容所裡頭，聽說有很多小孩深夜裡還一個人在聽廣播呢！這實在是有點兒恐怖！無法和別人溝通的新生人類，就是來自這種成長環境的。

現在的孩子，偶而還真想讓他們嚐嚐當年我所感覺到的那種寂寞難奈，而且無可奈何的心情。

人類有時候無聊到不知如何是好，我想是很不得了的事啊！

呼吸方法是在自然狀態培養出來的

常聽到這種事「現在的孩子前途堪虞！」一方面叫著危險啊！危險的，另一方面這些做父母親的卻溺愛孩子。

讓孩子吃一些佳餚吃得飽飽地，像條肥豬似的。

真正和我們那個時代相比較的話，現在的孩子則失去了自然飲食條件，即使想要慢跑，卻四周都是車子、車子、車子。各方面都失去原始的那份自然美。

但是，正因為如此，即使在更大的精神壓力之下也好，在食物方面也好，我想都應該給孩子培養成能夠忍受這些煎熬的基礎體力。

從雙親到子女，在這些方面應該讓他們做一些簡單就會的健康法之類的運動，例如呼吸健康法。

所有的人都用這種肚臍來呼吸嗎？或是用什麼呢？……把自然的呼吸法給忘了，在那裡活生生的呈現了人們可悲的糗態。

小孩稱作風的孩子什麼的。當孩子們逆著風渾然忘我之際，就自然而然地學會了呼吸法。

拼命地把空氣吸入肺裡，又拼命地把空氣吐出來，再跑步的話將會砰的倒在地上。即使很苦、很苦、在痛苦之中也好，逆風吧？或什麼的，在渾然忘我而逆著風跑步之際，很自然地就讓孩子學會了呼吸的方法。

經過了這些實際經驗，肺活量、抵抗力之類的就自然養成了。

但是，現在我們卻處在不能吸也不能呼的環境裡。光是讓腦袋瓜大的孩子來作，是沒有這種教育的。把孩子們悠然自得地放到原野和校園，讓他們斷然地玩個夠，在這裡頭孩子們，培養了他們學會和別人間的待人處世之道及健康。

這才是真正的教育。

千萬不可以因為寒冷而把臉蒙住，也不可讓別人把你的臉遮住。由於父母過度地保護孩子，所以才會產生所謂的肥胖兒，虛弱兒。

如果小孩子的身體增加了許多脂肪，那麼他就會變得動作緩慢而遲鈍。

只要一個人感冒就會傳染到全體，一稍微下點雨，父母就撐著傘去接他們下課等等，這不都是過分溺愛嗎？簡直就是溫室裡的花朵，真傷腦筋！把我一身冷汗都給擠了出來。

我是從童年時期的經驗學會了呼吸的方法。於是把這種經驗融入我的棒球之中。停止呼吸然後在心無旁鶩渾然忘我下投球。

或者說邊深吸一口氣再摒住氣息，這樣不就可投好幾十球了嗎？再用點力！再用點力投吧！在鏗鏗地投球之際，心臟好像快要跳出來一樣。

我一直咬緊牙關忍耐著，漸漸變得更強壯，我已感覺到一定會贏的。

請你們仔細看著，現在的日本選手一覺得氣氛緊張的話，就會全體都蹲下來。外籍的選手則仍舊英挺地立著。運動就是呼吸法的根本。因為外國選手精通於自幼以來即養成習慣的呼吸法。

這是個很大的分野。在痛苦的時候，就低聲下氣地求取他人的同情，而在我那個時候卻被「砰！」地一腳給踢開了。

「您為何跑起一百公尺來呢？到了今天這個地步不是白費力氣嗎？」有人這麼對我說。「痛苦的時候就讓心胸開朗開朗。就是這樣才會使身體更強壯。」我說。

國鐵隊的選手、羅德隊的選手、巨人隊的選手都是以我為典範。可能這會令大部分的選手作嘔；可是的的確確就是那樣才使我身體更健壯。

照理說，應該在忘我的境界中記住呼吸方法，而且透過全身。依我的經驗之談：「以一個鼻子來嗽！嗽！呵！呵般地呼吸。」這種呼吸就是為了恢復疲勞的所謂「調養」而設計的。

事實上，增強體力就必須在渾然自得下翱翔在大自然之中；然後再在其中自然而然地養成呼吸法。

健康迷你知識

強化肌肉就是使身體血脈筋肉暢通無阻

身體裡頭的堵塞，消除阻滯，讓血液順暢地流轉等等，都可以說是肌肉的力量所運作的。自心臟送出的血液，輸送氧氣和營養，按照大動脈——動脈——微血管的順序來運送，而環繞細胞和各個器官，因而竭力地鍛鍊身體。

然而，在回轉的途中，夾帶著二氧化碳和廢棄物這些個「土產」，這次就應該經微血管——細靜脈——靜脈——大靜脈的行進路線再回到心臟。

人的心臟，擔任著送出血液、吸取血液等重要的任務。但是，遺憾的是它卻無法作用到手腳末梢的微血管的血液上去。

因而擠牛奶的動作（milking action）就成為重要的肌肉運動了。

為了使擠牛奶的手勁兒更增強，便有必要加強手腳的肌肉。

所謂現代病就是指腰痛、肩膀酸痛、便秘，或者是隔幾天才排泄糞便的人們，如果仔細追究的話，也就是指發生廢棄物阻塞的現象而言。

要怎麼樣才能使血液順暢呢？還有隨著血液滔滔不絕地流動，要怎麼樣才絲毫都不讓血液變得汚濁呢？這應該就是創造健康的重要關鍵。

沒有愛情又哪會有斯巴達式精神

我在擔任羅德隊領隊的時候，這種號稱「斯巴達（sparta）棒球」、「斯巴達精神」竟在大眾傳播媒體之下造成一時的轟動。

但是若被誤會的話就傷腦筋了。

對待那些孩子嚴格地訓練是沒有錯的。

但是卻總希望能像醫生給傷患治療那般的溫和來對待他們。

我的情形則是訓練時格外地嚴格。但是總希望在嚴格當中能對那些選手一個個給予細心地照顧。

選手當中也有些傢伙是非常彆扭的。例如在吃飯時間，有些傢伙說：「我要吃上等的菜！」有些則說：「老子不喜歡火鍋（指日本式）！」有一大堆人都不喜歡吃火鍋而喜歡吃簡易速食。

「為什麼呢?聚集在這裡卻不吃?」我真的不明白。「因為我們不喜歡!」有人光是在這裡回答。

那時我則訓他們說:

「不管怎麼樣都給我坐下!」

即使是吃飯的時候,大概也有所謂的團隊默契吧!你們如果不喜歡吃火鍋,那隨你們便了。但是不妨考慮考慮比率看看。十個人當中有八個吃火鍋。

只有你們兩個是比較挑剔的。

這和我喜歡吃火鍋是不一樣的。這種狀況就叫做工作持續。在這裡吃飯就是我的工作。你們如果不吃的話,明天就甭練球了。

廚師正聚精會神的考量最高營養的平衡。就連我也是那副德性。考慮你們的身體狀況之類,和明天的精力是有關聯,所以盡可能的給你們吃吧……」

講到這裡竟有些傢伙不聽了,再這樣我就要用命令了。

「不想吃就甭吃!明天開始也不用練球了。不吃那些的話就別練球了。」

「好好地聽聽看，大夥兒的筷子一起夾菜吃，多麼叫人噁心啊！」那時我正在說。「生什麼病呢？為什麼生病呢？如果要大家一塊用筷子夾菜吃的話，那麼就把筷子倒過來使用。這就是我的論調。」

有時是強迫自己的想法。跟著這種飲食方法的話，大家就可以一塊兒用餐了。

孩子的教育方法也是那樣的。有些時候必須強制性的拉他一把，好讓他不致誤入歧途。一方面拉他一把，另一方面他便會去學習各種東西。因此，現在的老師們實在太懦弱了。做什麼都力不從心，令人著急的不得了。

在那懦弱的背面，只要一有些什麼事就歸咎於老師和學校，所以會有PTA這種情形，的確是有原因的。

但是絕不會認為為了教育孩子們，老師們會押上自己一條命。

之所以有力不從心而產生焦急的想法，或許就是老師們嚴格要求去做也無法辦到的。

可是如果追究原因的話，那就是因為老師們對自己本身一點信心的緣故。

讓個性在工作上好好發揮

聽說近來棒球選手已開始成為薪水階級（salaryman）了。我確實是一再地感覺到那種事態。

不過，我認為對於那種個性應該在工作上好好作一番評估才對。

例如西武萊昂斯（Lions:Liberty，intellengence，our nation's safety，美國一群有能力的實業家所組成的服務性團體）的前身，締造西鐵隊的黃金時代的大下、中西、稻尾、豐田等選手，有人說在過去這些屬於性格派的選手很為大家所崇慕。

確實我也認為他們每個人都是非常優秀的選手。

可是我再三思索，總認為性格與否，應該以工作上的情形來作評斷才對。

在今天有一句成為街坊鄰居茶餘飯後之有名的話題：大下這個金壘打醉貓。

大下這個人經常喝得昏天黑地，一直到翌日清晨，在當天比賽時，酒味臭氣沖天地一出現在球場上就「鏗！」一聲打了個飛得好遠好遠的全壘打，他就是這麽性格。

如果讓我來說的話，我真想說：「有時候對方的投手不也是醉了兩天嗎？」提起這些小插曲，他們就是這種性格派的；只是要被人家再提起一些有人情味的事來，是很難了。

這只不過是不注意飲食健康罷了！也正由於不注意飲食健康，所以大下君年紀輕輕地就死了。千萬不能喝過量的酒。即使成績在一時之間很不錯，但卻無法持續下去。最後還是無法名垂千古。你們大家都一樣要小心。

可是歌頌這種行為的人，卻以「隨便抓個成人卻把它當作小孩一樣」，這種責難的話來作為他們反對夜晚門禁管制的理由。

我真想罵他們「笨蛋！」團體生活中最重要的就是要遵守規則和紀律。

說到能不能遵守門禁規律，大部份的人都把它給破壞了。若是十點就定在十點，絕不寬容，這才是最重要的。

雖然把門禁管制定在十點鐘，可是卻把它給破壞了，而那份內疚結果日積月累地就和自己的健康產生密切的關係，不是嗎？

原先我在羅德隊擔任教練的時候，晚上就像「巴旦杏樹」一樣高聳有神。沒有一個人能夠受得了像羅德隊那樣晚上不注意球員健康卻仍一味地練球。那麽，職業棒球是不輕鬆嘍！

即使是最高的條件之下，無法專注於拼命地練球的傢伙，只好在第一線就打退堂鼓了。因此一九七四年不堪一擊的羅德隊才能成為日本第一。

被邀請吃一些醬肉食品，吃飽了之後為了消除疲勞而細膩地按摩一番；那麼一來，一天的疲勞就完全可恢復到零狀態了。

酒足飯飽之後，因為有多餘的體力，所以晚上通宵不睡，這樣在近代棒球界會得不到第一名嗎？

把這種情形稱為「個性」，那就大錯特錯了。

若是沒有規律而變得無拘無束的話，人類的心理和身體都會變得無拘無束。因此也失去了核心。人類本來就是意志薄弱的動物。把它沖走了才能有所謂規律可言。

既然答應要遵守規定就不可以違背規定。「是的……」有些傢伙嘴裡回答，卻背地裡做出吐舌的樣子，這是「×」不可以的。

這個和使用金田的健康棒時，情形是一樣的。既然和健康做了朋友，就一生都不可以離手的。這是約法三章。

和這種棒子做朋友的最大收穫，就是把健康這種無價之寶得以擁為己有。

我以三溫暖來教大家糾正姿勢。之後才能渡過低潮期而恢復健康。健康棒就是我畢生的伴侶，希望各位務必與它成為朋友。這就是與我所做的約定。不可以違背。

我對香煙呈現拒絕反應（Allergie）

「雖然我一直想要戒煙，但怎麼都戒不掉，難道沒有什麼更好的辦法嗎？」常常有人這樣問我，這時我總是簡單地回答他們說：

「戒煙的辦法就是不要抽！所以並不是什麼痛苦的事。」

當我們決定真的要戒煙的話，香煙這一類的東西就應該馬上戒掉不去碰它。

我過去也曾抽過煙。但是當我擔任羅德隊的領隊時，就許下了願要把煙戒掉。

然而那些選手卻在吸煙，猛力地吸，吸得頭都奔馳般地搖晃著。

當我一進到房間，他們就立刻躲開，因此留下了煙。看到抽煙的現場就一肚子火，不過看到現場的煙，氣又稍微消了，因為至少他們沒有把煙再帶到別處去抽。這就是警惕我自己的證據。

警惕著警惕著，在這個時候抽一點是沒關係的。只有格外地不去吸煙才是和健康息息相關，也只有那樣才能保有持久之精力。

因此，當處於「哎呀！討厭！我想戒煙喔……」這種戒煙的意識型態之下時，即使一方面精神不振但仍要與之抗戰到底。就那樣子奮戰下去。這正是往前邁進一大步的證明。如果帶著「戒煙吧！」這種強烈的意志在背後用力一推，最好能在自己的背脊上「砰！」地推一把。

「沒有關係啦！反正是自己的身體嘛！你放心吧！香煙給我一兩支。」大言不慚的傢伙正在他們的健康上挖掘自己的墳墓。

進到裡頭什麼都吃、什麼都喝，香煙一天六十支那樣地抽也毫不在乎。雖乍看很健康，但說穿了這種人就像野獸一樣，只不過是披了張人皮罷了。

雖說如此，那種人倒是很少見的。帶有很普通的神經和肉體的人，對於不好的東西是絕對不碰的；若對身體有所助益的東西，就把它吸收下來。

如今也有選手這樣子的。在比賽時，來到了領隊席裡頭邊叼根煙。看到這種情形，我就會問：「你是笨蛋嗎？」那麼，即使不是那樣，運動而缺乏氧氣，雖然能呼吸，但若抽煙的話還是會很難過。到底那些傢伙是邊想些什麼邊打棒球嗎？

對身體不好的東西就扔掉。好的東西就吸收起來。既然下決心「要戒煙」就要徹底地去實行。而不是用戒煙的代替品——煙斗。沒有人成群叼著煙來參加戒煙的聚會。不好的東西就「放棄！」對健康有幫助的就去實行。而且必須有這種徹底的精神才行。

不要說只不過是支香煙而已。以防守的姿勢來戒煙是持續不久的。必須要有攻擊的精神，戒煙也和向著人生姿勢一樣，常常具有攻擊性。我就是對這種精神堅信不疑的男人。

健康迷你知識

香煙的毒害乃在於一氧化碳

衆所週知的，醉了兩天最好的復甦辦法，就是藉著大膽的步行以及慢跑來使汗流出來，以便排除酒精。

如果酒排除了，其次就是香煙了。

有關香煙的禍害常被討論著。這些言談中都證明了香煙和肺癌有著極密切的關係。

事實上對於香煙的禍害，若以科學觀點來分析的話，香煙的煙霧裡含有大量的一氧化碳，我們也都知道這些二氧化碳就是妨礙氧氣進入到血液之中的大壞蛋。

只有呼吸充分的氧氣到人體體內才是屬於真正的健康方法，但是每天把幾十支那種大壞蛋吸進體內，這樣就妨礙了氧氣流入血液中。

這樣一來當然對身體不好。

如果實行金田式健康棒體操的話，這種危害就可以減少到最低限度。豈止是那樣，還有抽煙抽得很兇（heavy smoking）的話，在心裡上也是無法持續下去的。

健康迷你知識

多數現代人所罹患的便秘①
便秘不可等閒視之

沒想到有這麼多人把關於便秘的事想得這麼簡單。例如：

「最近因為大便不通，所以皮膚有點兒粗糙的跡象。」

好像有不少人這麼說。

把便秘看得無所謂的人，希望能看看用次等老鼠所作的實驗，其結果所顯示的資料。

每天固定排出糞便、每隔一天排泄糞便、每隔兩天排泄、每隔三天排泄、四天以後所排出的糞便等等，自以上各取一定量，再溶於精製過的水中，然後把過濾後的液體注射到老鼠的體內。

結果顯示，把每隔一天、每隔二天所排出的糞便的過濾液注射到老鼠身上時，幾乎看不到毒素在牠身上的作用。但是把在腸子裡留三天以上的糞便液體注射到老鼠身上時，老鼠就死了。

這個駭人聽聞的試驗結果，明白地告訴我們：滯留在腸子的有害細菌是何等的可怕。

更進一步說，停留在腸內四天以上的糞便，在大腸裡水分被吸收光了，之後病毒便進入腸壁通過門脈（把集中在胃腸等內臟的血液運送到肝臟的靜脈）而到達了肝臟。

肝臟是一個被稱做內臟之王、思考中樞的重要內臟器官。在這裡執行了貯存養分、解毒作用、調節體溫、調節皮膚機能等任務。如果含有有害物質的血液進入了這個重要的器官，則解毒功能便減低了，再者，即使在濾過作用的器官——腎臟，也會導致功能衰退的結果。

由於便秘而壓迫到腹部裡的大動脈，手腳的指尖，也就是處理距離心臟最遠的地方的血流和廢棄物的靜脈環流，顯得不順暢。

這麼一來，手腳因貧血狀態而變得冰冷，或是說因為淤血而使肌肉硬化。

肌肉不能自由地伸縮運動，結果會引起腰痛等毛病，身體不自然的歪斜會使內臟各器官增加負擔，而變得動作遲緩。

這麼一來身體的新陳代謝作用便減退了下來。對於冷熱的感覺變得遲鈍了，廢棄物的處理也不順暢，結果就造成了肥胖的體態，同時也成為併發高血壓、腦中風、動脈硬化、心臟病、糖尿病、癌症、腰痛、發冷症、胃潰瘍、內臟下垂、坐骨神經痛、頭痛、倦怠症、皮膚粗糙、青春痘、老人斑、小皺紋等等病症的主要禍因。

這些病症有各種的病原。就拿飲食方面來說，使體內失去平衡的速食品的氾濫，用砂糖調製的清涼飲料及水質、加工食品等等，都是些對人體百害而無一益的東西。

其次就是講求管理的社會所給人類帶來的壓力。

還有運動量不夠。

我們必須就從此刻起讓身體運動，刺激代謝機能，鍛鍊內臟和肌肉的功能，培養什麼事都能毫不畏懼的去面對的體魄。

鍛鍊健康的身體，也將成為對便秘的真正根本治療方法。

健康迷你知識

多數現代人所罹患的便秘②
從糞便的顏色就可以瞭解健康情形

最健康的人糞便就像嬰兒的糞便的形狀和顏色一樣，或者是有臭味。如果排糞量大得驚人，並且沒什麼臭味；這就是身體健康的人所排出來的。

通常大便的粗細大約是直徑三公分、長約二十公分左右的才被認為是理想的糞便。但是便秘或者說積存在體內幾天的糞便會使腸子的機能發生毛病，而且腸胃的蠕動也開始轉弱了。因此，糞便變得很細像鉛筆狀而且斷斷續續地，就像兔子的糞便一樣呈現一顆顆圓滾滾地排泄出來。

這個所謂便秘或者又稱「宿便」（停留在體內幾天後才排泄出來的不正常現象）的，和精神上有很大的關係。人體的神經，在白天是交感神經在活動，晚上則是副交感神經在活動著。

當白天交感神經活動的時候，血管收縮致使血液流通不十分順暢。相反地到了夜裡副交感神經活動時，血液流動則緩和而舒暢。

但是，如果精神壓力長此下去的話，由於交感神經始終呈現在緊張狀態之中，因此血管更加縮緊，糞便變得更細，而且排泄後還有糞便殘留體內的感覺。

糞便細小或者說是便秘，自生理上的觀點來看的話，就是呈現出自主神經的緊張狀態。

情緒轉變時讓身體活動、使肌肉鬆弛一下是有必要的。藉著讓肌肉鬆弛的當兒也可以讓緊張的精神得到緩和紓解。

健康迷你知識

多數現代人所罹患的便秘③
如果是黑色的糞便就要注意了

糞便的成分通常水分佔三分之二，剩下的三分之一是食物的渣滓，或說腸內的細菌從腸內剝落附著在黏膜的表皮上。

普通糞便是黃色的。那是由於膽汁色素成分的關係。

但是依據腸內的酸鹼度，色素便產生了變化。呈鹼性反應時色素呈綠褐色，呈酸性反應時則變橘橙色。

嬰兒則因為只有喝牛乳（或母乳），所以PH值是四・五～五・五，明顯的呈現酸性反應，糞便則呈現黃色。

如果大量攝取含糖分的物質以及食物纖維的話，則由於細菌的蠕動而增強發酸的作用，糞便則呈現酸性的黃褐色。

再就關於糞便的臭味來談吧！蛋白質被腸內細菌分解成靛基質（indole俗名苯駢吡咯）、糞臭素（skatol）等主要成分，因而會放出惡臭來。

其它如硫化氫、胺類、含糖物質等，由於細菌的存在而發酵產生了醋酸、乳酸等物質，因而附近的糞便便特別的臭。

如果這些糞便一直持續呈現帶黑色的狀態則必須注意了。像胃潰瘍這一類的病症，由於它是消化器官的出血，所以才被想到糞便的顏色會因此呈黑色。故必須馬上給醫生檢查。

拿接近於黑色的糞便來說，我想在腦子裡就會浮現出新生兒時期胎便的情形。

胎兒就是藉著母親胎盤的移動來攝取體內的營養。不過，因為肝臟機能仍然很弱，而解毒的功能還不能充分發揮，所以所攝取母體內養分的渣滓仍殘留在大腸和小腸裡。

由於它出生後二十四小時左右這段期間所攝取的鹽分不夠，所以引起腸壁肌肉鬆弛、排泄出焦油（tar）狀而漆黑的糞便。

我們就把這種新生兒的胎便稱之為「蟹屎」，就是一種黏糊狀的糞便。

必須讓母親們給孩子做對於味覺上的教育

運動身體、讓他們發覺到味覺的奧妙之處，這才是教育小孩的基本方法。

現代的年輕媽媽在這兩方面都做得不夠徹底，只不過是有缺點的老師罷了。使孩子們記住文字就好比是影印機一樣的拷貝教育。讓他們在前額裡把文字記錄下來；如果只做到這樣，那並不是真正教育孩子心存慈善而毅力精壯的方法。

味覺這玩意兒是一年三百六十五天，一天三餐都不盡相同的。必須深切瞭解各種不同的口味兒。現在的孩子就像豆芽菜苗那樣的嬌嫩，而相反地肥胖兒童則是母親自己本身疏忽於味覺教育的最佳證明，也就是母親自己缺乏味覺常識方面的教育。

無論是甜的東西也好、辣的東西也好，這些東西連動物都分辨得出來。但是能夠瞭解極其微妙的味覺之差的，卻唯人類而已。

果汁（juice）類的甜的東西，或者是洋芋片（馬鈴薯片）等等鹹的東西，喜歡吃這一類的東西，或是在喝的時候，舌頭會變得很奇怪。感覺不出那些微妙的味覺；也就是說味覺神經被這些微妙的味道給弄亂了。

刺激性的東西只有把手伸長來拿嘍！真恐怖。結果就變成肥胖兒，豆芽菜般嬌嫩的孩子。

現在的母親，並沒有很用心地放在做菜方面。就這樣把孩子放著不管，只顧忙自己的事。「媽媽現在實在很忙啊！」這些陳腔濫調就是她們的理由。又想要有車、又想要有房子，到了最後卻被人家追著討債；然後就打發孩子們說：「今天因為很忙，所以吃速食品。」

這麼一來，當然不會產生什麼親子關係的感情來。因為有了房子和車子，孩子就變成被丟在家裡的鑰匙兒童。在孩子的身心教育上，就只有房子、車子、和閒暇孤獨。話題都不同了、故事也不一樣。我在冬天寒冷的日子裡，看到父親給馬餵草的背影，告訴了我：要保重珍惜父母親。因為我被父親栩栩如生的樣子給感動了。

要徹底地養育子女呀！

大家一塊兒工作是很好的辦法；為了生活而工作。要賺錢想給自己裝修門面一番，想住好的房子、非常好。的確是一種極美又可觀的物質生活慾望。

但是，必須要以教育孩子成為卓越優異的青年為中心目標。如果有多餘的錢就要徹底地教育孩子，為了生活而不得不夫妻倆一起工作的家庭，請讓孩子們看看你們積極的工作態度。那對孩子來說是比什麼都來得寶貴的禮物。

不可以半途而廢！要徹底地實行——這是我最喜歡的話，是我生活的核心、生活信條。「徹底的」。

滿山遍野跑，或者是在校園裡頭，竟然地玩起來的孩子們叫喊著：

「媽咪！肚子好餓哦！」

母親能夠很自然地感應到這種叫聲，這樣的家庭才是我心目中理想的家庭。

那時大概就連速食品都很好吃吧！大概邊看電視邊吃幾茶匙的快餐，味道也是香的吧！不過，不論什麼時候，哪怕只有一點點，所端出來的都是母親充滿慈母之心，親手燒的菜。

那種味道著實是母親的口味兒，一輩子都將隨著孩子而去。而將成為瞭解口味微妙差異的小孩。

那些口味兒即使對於給父母親的愛，也是息息相關的。

透過肉體上的體驗，這種情是人到死都不會忘記的東西。在我的孩提時期，即使在鬧糧荒的時代裡，母親作菜給我吃，使我留下了強烈深刻的印象。大概是現成的材料做的，非常好吃，完全是一種充滿了愛心的東西。母親懷念孩子的心情，那份洋溢的溫暖造就了今日的我。

所以，母親啊！

請做好味覺教育。請讓自己的舌頭變得敏感吧！應該同時重視味覺教育和體育。

虛弱的體質為什麼要讓他奔馳

聽說日本現在是全世界第一長壽的國家。

但是仔細想想，在古代那些很早就棄養的老人，如果在現代配些藥品給我們吃的話，則一定仍活著不致於病死。同時哪會有那麼多的老人一睡就不起的呢？

學齡前的乳兒、幼兒的死亡率，隨著醫學的進步已逐漸減少。這種生老病死的情形在青年階段也好，過去由於肺結核而一個接一個不治身亡，如今卻得以生存。

這大概就是平均壽命不斷地增加的最佳辦法吧！不是嗎？

可是，現狀又如何呢？

在幼稚園的時期就給他們做糖尿的檢查。糖尿這種東西可不是成人病，而是老人病。在進幼稚園之前，這些都要檢查的。這些都是依國家指示來做。

檢查的結果又怎麼樣呢？情況是：

根據傳聞似乎校園裡都有糖尿病這種病例出現。要使集中生活在同一個宿舍裡的一群孩子，控制他們自己體內的糖分，那裡就是一個教導他們怎麼求生的教室。

到底會變成什麼樣呢？

還有啊！孩子們在他們經常出入的大醫院接受人工剖析之類檢查。只要花五個鐘頭就夠了。這些孩子若在以前的話，早就變成個死人嘍！

不可以！不可以！這樣子的孩子不可以死啊！

讓那些孩子咕嚕咕嚕地喝著用糖水調配的清涼飲料，這也是大人的責任。大概連以肉類、奶油為中心的歐美飲食生活都有問題吧！不過，依我之見，問題就在於本身虛弱的體質（包括雙親及孩子）。

我想對世上的諸位母親說。

在最近的文化聲浪（culture boom）中吸氧健身運動（即所謂有氧舞蹈—aerobics）、瑜伽，都非常流行。這些體操不單單是能夠使想減肥的人苗條，就單從外表美麗的觀點來說，都足以叫人心動了。

做完體操，累了，連孩子們的飯也不做了，就以速食來湊合湊合，這樣是不行的。牢記一種體操的話，家中一個個成員都應該像老師一樣地教導孩子。

大家一塊來運動吧！

家族全體一起做運動，在中國來說也就是「實踐」。

在電車裡頭以及熱鬧的場所，或者在火車站若看到在那裡跪著的年輕人，那實在就是缺乏姿勢的教育。

飈車族的大哥，一隻手拿著可口可樂，一隻手拿著漢堡（hamburger）兩隻腳跪在那兒。那種情形就是缺乏姿勢教育的典型。

因為他們的背脊和腰腿間的抗重力機能衰退，所以馬上跪了下來。而無法支撐著笨重的頭顱。

大致人的身體，背脊骨是呈現「S」字型的彎曲狀態。然而近來的年輕人，卻呈現出「C」字型的彎曲狀態。像回到猿人時代那種形狀一樣。

看哪！那頭動作敏捷的豹，以及那隻獅子。強悍的動物，牠們的背脊都呈現美麗的線條。現在的年輕人的樣子，在肉體外觀上顯得衰頹似的。

運動量不夠，那就是學校姿勢教育缺乏的證明。如果不能端正姿勢，則將因姿勢錯誤而壓迫到內臟。

如果內臟被壓迫到，則將因自主神經的跳動而使得無法調整腦部的平衡。

所謂「白天提燈籠」（指沒用的人、蠢材）！現在的孩子之所以很多是糊里糊塗、馬虎大意，都是因為姿勢教育做得不夠正確的緣故。這才是最基本的原因。

您的姿勢是那一種形狀？

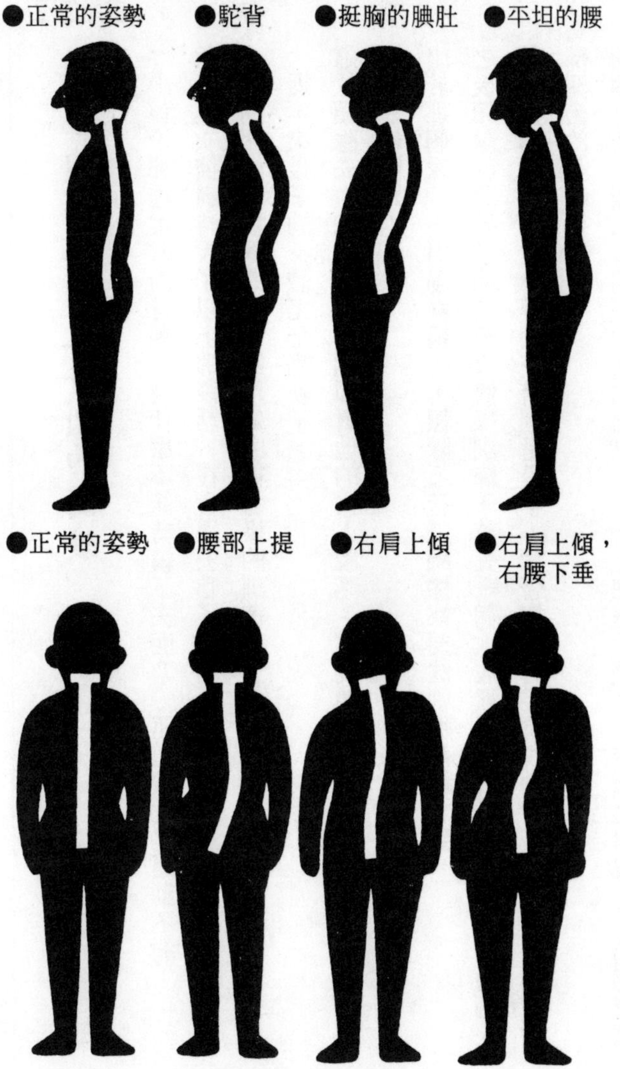
●正常的姿勢
●駝背
●挺胸的腆肚
●平坦的腰
●正常的姿勢
●腰部上提
●右肩上傾
●右肩上傾，右腰下垂

經驗範例

身體的柔軟性是勝利的關鍵

「小孩子那種柔軟的身體，為什麼不能持續下去呢？一語道破就是運動不夠！」

我在某次演講時說了以上那段話。在會場上聽了我的話，有一位三十歲的少年棒球領隊，立刻開始要該隊的孩子採用健康棒體操的訓練。

「近年來孩子的身體完全變硬了。」

這位領隊先生總是愛用口頭禪對他的夫人說話，因為聽了我的一席話，便以為「好啊！好啊！幹得好！」

由於那個隊「一出場就輸」，領隊不管怎麼樣都要洗刷那個壞名聲。

之後領隊就開始了他的健康體操訓練。首先一個人放鬆自己的身體，然後再兩個人一組做著扭轉運動和屈伸運動。特別是投手，拿著棒子將手臂繞到背後，讓他重點式的作肩部關節的柔軟運動。

兩個月後，開始有明顯的效果出來了。首先在選手們身心疲憊之情況下，仍感覺到相當輕盈。與其說是他的練習加重了，不如說是他體力增加的證明。他這麼認為。

然後就開始使用健康棒做體操，之後就是第一次比賽的日子了。

結果十比二，這支隊伍竟然壓倒性的勝利。

斷然地揮起棒來了，小心的防守著，於是就造就了第一投手了。

消除了「一出場就輸」的這支隊伍的壞名聲，那個球隊的領隊先生，自此之後比以前更加重也更加長了健康棒的訓練時間。

我之所以知道這些，是在那回第一次勝利的一個禮拜之後。從領隊夫人處寫來一封極客氣的信函，信中流露出她愉悅的情愫。

我仍然希望能讓這些棒球少年作些偉大的夢。

身體變軟了為何與勝利有特別關係存在？大概也有人認為是不可思議的吧！人的身體，一如衆所週知的一方面在關節部位折彎，一方面盡量去做各種運動。

充分地作運動可以使關節部位順利的轉動。暫時放著不動的機械，生了銹情形很糟糕。如果認為與此相同的人體也發生了同樣情形是對的。

由於身體的柔軟，變得能夠如願的讓身體做動作。

健康迷你知識

由於脊椎的歪斜而岔到頭蓋骨

所謂脊椎就是像用竹製的玩具蛇一樣的東西。呈現「S」狀而彎彎曲曲的。以專業上來說，所謂脊椎骨就是把呈臼杵狀的短骨頭，自橫的方向串連起來的集合體。

脊椎的中間是呈中空狀的，剛好像一支導管一樣。然而脊椎和脊椎之間擠滿了含有脊椎盤大量水分的軟骨。軟骨能忍受強烈的刺激，所以具有像彈簧一樣的功能。

如果軟骨磨損的話，就會引起脊椎與脊椎之間接觸部份的椎間盤（即俗稱疝氣：hernia）這種病狀。痛得會跳起來。

還有，脊椎與脊椎之間有所謂椎管孔的間隙存在，直通腦部的脊髓神經穿透了椎管孔的間隙。從這條脊髓神經所分析出來而形成的自主神經，與各內臟器官有密切關係。

肌肉衰退，脊椎骨變得完全無法承受頭顱的重量時，就會產生彎曲而變歪。這麼一來，當然從脊椎骨和脊椎骨之間的脊椎管孔延伸出來的神經，一方面被壓迫、一方面被刺激，所以才產生疼痛的感覺。

這種結果就導致由內臟器官到腦部，再由腦部回到臟器，如此構成的串聯廻路產生短路（short）的現象，由腦中樞發出的信號呈現絲毫無法傳遞的狀態。

因而，內臟的動作變得遲鈍。

內臟的情況很不好的話，就會莫名其妙的變得不安、焦躁，而產生所謂精神上的不舒暢——不定愁訴（因刺激引起的肩痛、急躁等原因不明的不快感）的症狀。

然而，除了這些現代病之外，傳達機能的衰退更是百病之根。因此就不能說是脊椎了。

更進一步說，由於背脊衰退而導致蘊藏著脊椎骨歪斜而岔到頭蓋骨的危險性。

在孩子當中，有些反應遲鈍，對熱、冷、疼痛等感覺遲鈍的所謂「晝行燈」（白天點燈籠的笨蛋）的孩子，從調查的數字顯示，由脊椎骨的歪斜而引起岔生到頭蓋骨的病例為數不少。真是駭人聽聞。

不事運動的現代人，也就是肌肉軟弱的主要原因，所以應該從健康的側面，確實要求做好姿勢教育。

【重點問答】

問──總覺得好像有駝背的傾向。請教我一下最簡單矯正脊椎的體操。

答──首先雙腳併攏，健康棒向上拿起。然後一隻腳向前伸出一步，同時把身體連同腰向上拉直。這時一方面將棒往上舉，一方面拉直腰桿，這是最佳動作。不斷反覆作這個最簡單的動作。請參照第一九六頁的圖例。

肥胖的原因和睡眠不足也有極密切關係

我常常在想：肥胖的原因大概不是食物和腔腸黏膜肥厚的問題，也不是因睡眠不足而產生的一種浮腫吧！實際上，若我們調查人體內無數億的細胞的話，肥胖兒童的細胞，據說好像都是浮腫的樣子。

從肌肉表面張力和拉力來判斷我們人體的健康狀態。如果因睡眠不足而引起內臟疾病，則肌肉就會腫起來。如果因睡眠不足而引起內臟疾病，則肌肉就會腫起來。如果因此而減弱了內臟的機能，則即使不斷地吃也難感覺到吃飽，而且食不知味。

正常人的身體，若要再容納一些食物反導致了不艮後果的話，則很自然地將會拒絕進食。但是如果睡眠不足的話，那麼將會反應遲鈍，內臟神經的線路也會紊亂起來，即使吃很多也永遠無法達到吃飽的感覺。

由於順手就抓來吃、拿來喝的，因此才會肥胖。我呢，吃到某種程度的話就不動筷子了。但是，如果是肥胖兒的話就會繼續吃，無論多少都吃。而上了年紀的人就變得衰老、精神恍惚，這是亙古不變的道理。可是現在的小孩子，肥胖兒童卻怎麼也衰老了呢？

不硬逼著自己的身體來獲得充分的睡眠是不行的。小孩子的肥胖就是一種病態。所以我呼籲世間所有的母親，必須對這點有深切地認識才好。

要精神恍惚且衰老的人，即使一再地說用功，還是一樣無法用功的。因為他們的腦筋轉不過來。如果光是用功還愈來愈覺得困難的話，對那樣的孩子多所要求不就稍嫌過分了?!

不從提高基礎體力著手是不行的。

一方面增強基本體力，一方面獲得充足的睡眠，這才是生活有規律的做法。如果真照這麼做的話，原本就具有優異稟賦的孩子，將無所遺漏的不斷成長下去。

【重點問答】

問——雖然我們不說絕食，但若是我們一面減少食量，一面作金田先生的「返老還童健康法」的練習，試問會比較有效而讓我們很順暢地進行嗎？

答——真正懂得買東西的人，是絕不會衝動地去買，如果光是急躁地等待效果出現，則會適得其反。抵抗力減弱時也就是身體敗壞的時候。一邊攝取卡路里及營養均衡的食物，一邊作返老還童的體操，這樣就可以消除贅肉了。運動只不過是種刺激罷了。把營養和休息加諸運動，那麼一定可以增強體力。

睡覺的時候也必須要小心

關於睡覺方面的事，不能委託一個沒有神經知覺的人來管理身體。工作也不可以隨便委之於他。連想用功一下也無法順利進行。這就是所謂的不及格（指「×」符號、pergi）。由於工作關係，我連睡覺方面的常識都比別人加倍的費心思。在將要到遠處去參加比賽之前，都一定帶著枕頭去。遇到軟綿綿的床和棉被就睡不著。因為這樣對脊椎骨不好。白天儀表堂堂地抬頭挺胸、隨時有著邊作深呼吸邊矯正自己之姿勢的意識型態。然後到了夜裡，就身體捲縮著睡覺。

到今天為止還是這樣。

一個巨漢把自己的手腳彎折得小小而在被窩裡縮成一團，當我們想像那種情形時千萬別忍不住而笑出來。因為這是「瞬間暴發力」的問題。

原本就首屈一指（在相撲等級中類比之力士——又稱「橫綱」）的枥錦春日野先生也這麼說：

「招收新門生的時候，如果是漫不經心而睡覺時呈『大』姿勢的人絕對不錄取！」

無論在何時發生什麼事，在一剎那之間應該作好一切得以應付的準備才對。對於神經因繃緊過久而一旦放鬆下來的人而言，可以勝得一回比賽嗎？棒球隊員也是一樣。推銷員戰士們大概也是一樣吧！

會全身躺成個「大」字的姿勢而呼呼大睡的人，大概只有醉鬼吧！「喂！」這個時候，瞬間就變得挺直，絕不可因為身體容易蜷曲而不睡覺。必須當作是好像緊緊地抱住什麼東西一樣地睡。

我從不曾把黃金般的左臂壓在身體底下來睡覺。

走出浴室，小心翼翼地將健康棒置於腳掌下滾動，然後再上床。反覆地練習，床是稍微硬了點。如果脊椎軟綿綿好像要往下沈一樣，那就是空談。最近即使是在醫院裡也開始注意到那些事。在特別房（加護病房）時也是使用一些硬的東西。

乍看之下好像是很豪華的軟床，事實上就是一張摻了毒藥的床。睡覺時雖然感覺到心情舒暢而能入睡，但是有生命的高速公路之稱的脊椎骨，卻因而癱軟了。

枕頭不大也不小卻也是稍嫌硬的東西。因此，把右邊肩膀側在下面而縮著睡覺，就是金田式的睡法。

希望大家即或在睡覺時也能細微地注意到這種種。留意早睡早起等等，是金田式所說的正確睡姿的初步和入門；如果連這都不懂的人，就不能看這本書。

經驗範例

讓身體運動而熟睡，這才是長生不老的秘訣

有位八十八歲的老太太，有一天在我演講之後來到我的處所。

她看起來腿和腰都很健壯，說話時也口齒清晰。

「您的年紀還真看不出來呢！老夫人，您平常大概常常讓身體不停地活動吧！」

我一說完，她立刻接著說：

「我每天都還要到田裡去工作呢！比起那些年輕人，我可不差哦！」

「您說得一點都沒錯啊！平常就讓身體勞動的人，到底就是不一樣。老夫人可是長生不老呢！

「才不呢！雖然身體健康，但是，一到這個時候常常睡不著，就是為此傷透腦筋。

我想大概是年紀太大的關係吧！」

「嗯——老夫人！您的腳有沒有發熱呢？是否夏天變熱，冬天變冷呢？」

「是啊！是啊！說得也是。或許就因此而無法入眠吧！」

即使我沒有對老太太說要讓身體左右幌動以達運動效果，可是卻告訴她要把腳踩在棒子上來作腳底按摩運動，同時把棒子給了她。

那以後大約五天左右信就寄到了。我心裡想著：還真快哪！但是看了信就瞭解了：好像是打那晚起，老太太就立刻開始了將腳踩在棒子按摩的運動。結果立刻產生了效用，她一上床就馬上睡著了。如此情形，已經安睡了三天。

腳底的刺激有消解血管末梢阻滯的血流以及暢通血液循環的功用。

疲勞過度時以及相反的一直長時間坐在辦公桌旁而使得腳痛的時候，刺激作腳底按摩都會達到良好效果。

長生不老的秘訣就在於適當地運動和充分的睡眠；這個道理常被人們掛在嘴邊。但是問題卻在於他的「適度」到底是怎麼樣的程度呢？如果蠻幹地讓身體活動，當然也必須負起一些責任，這樣是不平的。那麼又讓怎麼做才好呢？

我都是由流汗量來判斷這個「適當」的程度。汗水就是運動量的評判標準（barometer）。如果運動身體達到汗水滲出來的程度時，體內的血液就會滾滾地流，也同時可以將體內的髒東西排出體外。

這位老太太就是在日常工作中做這些事。

健康迷你知識

肩膀酸痛、腰痛、便秘——這些現代病的原因乃是運動不足

貪圖便利的現代人懶得讓身體去活動。甚至連只要花十分鐘就可走到的地方都要搭車子去。現代人就是這種樣子。

不肯讓身體勞動，所以只要輕輕的呼吸就夠了，自然身體機能就只限於那範圍內活動著。

這麼一來，氧氣就攝取得不多。

這就是現代人的樣子。

所謂現代病的肩膀酸痛、腰痛、神經痛等，事實上，並非只是身體的局部疾病。而是因為運動不足導致缺乏氧氣、血液沈滯不流暢，也就是由於不運動而使肌肉功能衰退等等，這些才是最主要的原因。

因而對於現代疾病的根本治療法，不可欠缺的是活動筋骨而增強體力。由於運動而使得橫隔膜的跳動更為活潑，也因此必須攝取充足的氧氣而使得肺功能的活動更為活潑。

第三章　返老還童健康法——健康棒

●贈給中、高年層的伙伴

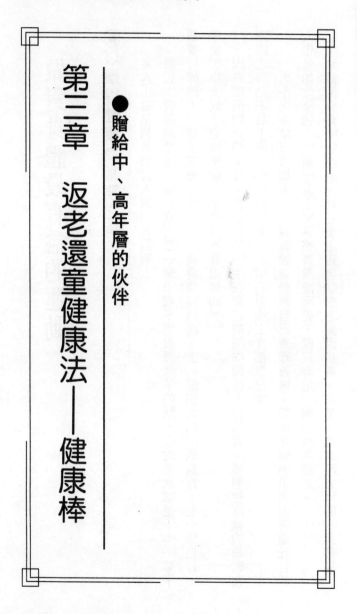

做對身體最有益的運動

◉以獲得健康為當務之急

老人！這是個多麼討人厭的名詞啊！

隱居！這個詞兒也一樣。我可是一輩子都不想說那樣子的話。我的信念就是：「一輩子都要打棒球！一輩子都要打棒球！」我還要向前活下去。縱使是六十歲也好、七十歲也好，即使工作上到了退休年齡，生命卻不會退休的。

因癌症而病逝的家母，也是終其一生在自己的工作崗位上努力著。當個性剛強的母親在臨終之前仍不假手他人的任何扶助，一切的盥洗工作都自己來。

「大小便失禁可真煩人！」說著說著仍舊自己處理善後。即使是罹患重病而瀕臨死亡的人也是如此堅強：她希望身上穿著整齊清潔而死，就只有這一個信念和願望。

她最後只有接受注射，終在意志昏迷狀態下與世長辭。可是，直到她去世前一個禮拜，仍然是自行盥洗自行上洗手間。

她臨終的意願就是：想要更好好地活下去，直到最後一刻都不願給別人添加麻煩，希望身上能穿著整齊清潔。

只要有這種意願，人生就不再有什麽退休年齡，而可以終生貢獻一己之力了。

就在最近也開始流傳這些話了。有位年齡在八十歲以上的老婆婆，每天身上穿得整整齊齊地在附近散步。

好些個看起來年輕力壯，大約四十到五十歲左右的人，都很親切地和老婆婆打招呼。

「老婆婆，您好嗎？多保重哦！」

但是那位老婆婆並不是漫不經心地在散步。而是邊散步，走著走著來作一番對身體的健康管理。散步走到外頭，自然而然地感覺到別人投向自己身上的眼光，因此，總是打扮得整齊清潔而予人一種清爽的感覺。

時光逐漸地流逝，於是那位老婆婆就苦笑地說著：

「當年對我說：『不要緊，多保重身體！』這句話的人，如今已一個個相繼地去世了。」

不論是多麽令人擔心的步伐或什麽的，老婆婆仍一心一意要好好活在自己所期待的一片天地裡。

看著老婆婆走路的樣子不免叫人擔心，而這些人卻對自己的健康管理漠不關心。結果，最後自己卻變得像老婆婆一樣。

人任誰都有上年紀的一天。身體也會變得衰老。但是從這位老婆婆身上所給我的教訓，使我一心想好好活下去。

◉清潔感就是長生不老的秘訣

當我在九十歲、一百歲堪稱人瑞的老者之面前出現時，由於看見人們由歲月所串聯出來的美學，而有種緊張的感覺。理由何在呢？

就是「清潔感」！那個「清潔感」啊！

長生不老的人身上都是穿得很乾淨整潔的。沒有保持清潔感的人會說：「我盡力而為就是，我的工作已經做完了！」說著就發起楞來了。

當內心因緊張而事事嚴謹的絲線中斷之後，人們就變得什麼事都吊兒郎當且邋裡邋遢的。牙也不刷，即或是身體已有些骯髒，卻仍一副毫不在乎的樣子。

如果失去了魅力，也就是人生已到了盡頭。這魅力是：對異性的魅力、對自己餘生的媚力。如果很在乎別人對自己的看法的話，那麼老年人就會為了刻意去打扮自己而不可能再精神萎靡了。

所以請務必保持清潔感。我一生絕對都不會隨地大小便的。即使自己了斷自己的生命也好、切腹也好，都不會假手他人的。

一直洋溢著清潔感的老人，對於年輕一點的老人的看法大概也改變了吧！老人就是年輕人的模範。老年人為了年輕人、年輕人為了小孩子、小孩子為了嬰兒，如此一代給一代做榜樣，這才是子孫繁榮的秘訣，也正是人類的歷史。

請看看耶穌基督（Christo）。所謂「洗禮」並非只是洗淨人們靈魂的一種儀式而已。它好比是從屁股灌進葫蘆的水，以便把身體所有的污穢給沖出體外去。這就是「洗禮」的意思。身體如果不清潔的話，靈魂也就無法洗淨了。

請看看釋迦牟尼。看看開悟時釋迦的樣子。在如來佛像背後的光影，就是仿照從釋迦身上所放出來的一種氣味兒（aura）。「影子微薄的人」就是從人體內發散出來的氣味很淡薄的人。也就是指不健康的意思。

更甚者，在佛像眉宇間所放出來的白光。

人類在健康的狀態下，額頭就會放出光輝。那就等於是佛像的那道白光一樣。

釋迦牟尼是超級健康的人。開悟的時候也是清潔的，由於身體特別健康，所以頭腦非常清晰，額頭也開始發光。

那些現象在今天來說又怎麼個樣呢？難道不是半健康人的社會嗎？長壽國日本。如果真正看她的內部，真正情形是由於老人能夠沈浸在藥物控制下安睡以及進步的醫學，使得人因老病而死的比率大幅減低。

現代人太過安於舒適的生活環境。「這個水很甜，那個水很苦。」如果走到苦水的這一方將來就有希望了，如果到了甜水的那一方，那麼即使目前很好，將來也是沒什麼希望可言。

現在這一剎那，瞬間獲得安樂生活。所想追求的就是行樂，一不小心就陷進這種安逸的氣氛裡無法自拔。

猛力地帶動他們至此的那條精神之線會是什麼呢？必須做些什麼呢？道理也全都在那裡！

現在什麼都過分地給予人們，精神上也好、吃的方面也好，統統都過分的給予他們了。

這正是一種麻醉人心的藥。現代人無論是精神也好、肉體上也好，就都如同迷幻藥吸食者一樣，正走向死亡之途。

從前，池田勇人先生曾說過：「貧窮的人就吃麥食。」我則把這句話解釋成「從人類的起源重新做起，使他們覺得餓！」

現代的小孩子完全沒有——冒險心、企圖心、耐心。只是環境一直讓他們覺得餓而已。

做母親必須帶有只能讓孩子們吃大麥與粿麥摻大米所煮成之麥飯的嚴肅臉孔。如今我則認為「現代的孩子之所以體格羸弱，原因就是缺乏體力。」如此，一則須要健康，再則仍是健康、多方注意身體。如果能夠真正的增強體力，那麼，精神力、企圖心、冒險心、耐心等都會產生的。

缺乏耐性！對於逆境則顯得過分軟弱。現代孩子就是這副德性。

象徵這種差勁的人，就像堆雪人似的不斷增加醫療費問題。醫療費連續增加的情形，愈來愈須要有所抵抗阻止。從社會的健康方面來說，正意味著開始腐化了。

以下大概就是上述的證明，在開朝會時叭噠叭噠地倒下來的孩子，脊椎骨軟綿綿彎曲的孩子、因糖尿病而離不開胰島素（insulin）的孩子，以及像豆芽菜般的小不點兒，在另一方面因肥胖而發愁的孩子模樣。

還有精力減退、連「sex」（性）的「S」這個字的慾望都興不起來的中、高壯年人；或者是因心臟病、糖尿病等現代病而愁眉不展的人群；缺乏力氣的年輕朋友們；一睡就不起的老年人的樣子等等。就在今日不正是很須要有個能改造社會的大明神嗎？

由於趨向二十一世紀的現代，必須大量的推行國民健康運動。掃除這個腐化的社會，這些精神可佳的人士，縱使是只有一千人或二千人都是好的。

總而言之，就算只有一個人也要創造出多數人的健康來。

現今孩子們的樣子，還有為了今後的子子孫孫的幸福著想，我是很認真的！我想就算叫我捨棄這種爛身體，我也願意。

現在的人們，心理和生理都太過柔弱了。即使像我現在這一大把年紀，都還保持著坂本龍馬般的精神。努力奮起吧！好！大家和我一塊兒來做全國性的國民健康運動吧！

學習宵待草（月見草）的生存之道

很慎重的考慮所謂「健康」這個詞兒的人，運用著自身纖細的神經。關於這點，我也是非常神經質的。

「金田先生的精力真像超人一樣的好！」有人這麼誇讚我，但是如果換個角度來看的話，通常我是以爽朗的精神來管理自己的身體，原因就只是如此而已。

然而儘管我說只是如此而已，可是為何對現代人而言卻好像很困難的樣子。

極其自然地，隨時都希望表現得更年輕而且精力旺盛，這也就是我的願望。但是我應該怎麼做才能達到我的願望呢？就是在長久以來棒球生涯中學到了管理身體的方法。如此地把所學的運用在日常生活中。如此而已。

我從不曾認為自己是個超人（super-man）。哦！不、不、不，不只那樣，我甚至至今仍認為自己是個身體最弱的人呢！如果我認為自己是個超人的話，那麼很早以前就已經和健康管理說拜拜了。

想要有個健康的身體，一味地這麼想著。

到了街上，超人是何等多。放眼皆是：香菸呼咔，呼咔地抽，酒連續不斷地喝。就是他們這些人才算是「超人」。即使放出口臭及身上的狐臭也蠻不在乎似的，連神經都變得像超人一樣。袪除掉這些「超人」的不良行徑吧！

即使對於狐臭，我都非常在意。所以在演講前兩個小時左右，一定做一些練習動作來讓自己流汗，以便將不乾不淨的東西排出體外。

我一下子沖了個涼，然後「呀！你好嗎？」爽朗地打個招呼。

就拿爽朗地打招呼來說吧！在高速公路收費站上班的人當中，就有人客氣地與人道：「早安！」我想這些人是擁有優越的人生經驗的吧！

四周都是充滿人體放出來的瓦斯的環境，明明是不健康的，但在這個環境之中，我想以太陽般明媚的笑靨，逢人就「早安！」「歡迎光臨！」如此地打招呼寒暄的人，的確有著一份叫人心動的人生觀。

如果有人對我說那些話，我將不由自主地回答說：「哦——謝謝！」

以人們那樣坦然的招呼突然使精神為之一振，我不知道這樣子還能若無其事般生活的有多少人呢？

當年是名捕手，如今為棒球評論家的野村，把自己比喻作在原野上開花的宵待草。人生，並不光是像向日葵一樣地活著，而且只限於夏季盛開而已。有很多人倒像是宵待草屬於自生多年長的植物一樣。在了無人煙的曠野中可憐地綻放花朵的宵待草。就是那樣子，在暗地裡支撐著這個社會的人，都很注意自己的健康，好像是明亮的向日葵一般的笑顏，很自然地脫口而出「早安！」最近我仔細想想：在這個社會上是應該這麼做的。

【重點問答】

問——由於在晚間做生意，所以不管怎麼樣生活都容易變得不規則。工作到三更半夜，天一亮就起床，這就是每天的生活。現在身體狀況非常不好。請您教教我如何給體內補充能量，以及在這種環境中如何保持健康身體的方法。

答——一旦體力消耗殆盡，精神力亦隨之消失，做任何事都有一種無力感。就我介紹一種無論是您或者是誰都會做的補充能量的金田氏返老還童體操。

雙腳向左右張開。其次身體向前彎曲，用雙手握著棒子的一端。就這樣向左右兩邊儘量大幅度地讓身體迴轉繞圈。最好這樣一直重複做著。
就是希望正過著不規則生活的人，能夠一天抽五分鐘時間來做這個返老還童的體操。

運動，的確是一件快樂的事

我每天五點鐘左右就起床了。起床後大約花兩個小時左右的時間來練習。不斷督促自己像運動一般地來活動筋骨。

或許就像是為了獲得健康而負起的使命感吧！但是我卻不是勉強做的。在自然流露中來讓身體活動一下，並非那麼地牽強自己來做。因為養成了作訓練動作的習慣，所以運動也就變成了習慣。如果讓身體活動一下，全身都會覺得很舒暢。

「流汗，好舒服！最好的情緒，心裡也輕鬆多了，今天就是這樣輕鬆地渡過。」

這一定是健康家族共同的心聲。

看了我一天的計劃（schedule）之後，大概令各位都感到非常詫異吧！

當我在演講以及做棒球解說的時候，全國各地都跑遍了。搭飛機就像翻筋斗一樣的稀鬆平常。每天都不斷的緊張、緊張！終究還是有累倒下來的時候。「連這種勞累都撐不住。」時而有人想說這種喪氣話。這時候我就——

「不，別說這些洩氣話！」說著說著就飛奔出去，跑到屋頂上，然後呼！呼！呼！呼地做著體操而且流了滿身大汗……。

「您那樣不就做得太過火了嗎？」

內子常常這樣對我說。

「笨蛋！我是為了明天才來做運動的。」

我照例都是這樣回答她的。

做完運動之後，必定要讓身體做一番調養休憩。所以才能保持體力。做完體操後用健康棒給身體輕柔地細細地搓揉著，如此就可以使人達到熟睡的效果。而且熟睡一覺之後，眼睛一張開，就會覺得精神舒爽。

「好吧！今天又是好的一天。」這種愉悅的情緒充滿整個身體。所以最近都不須要去馬殺雞這玩意兒了。也不再消瘦、憔悴。肌肉也開始堅實起來。在這之前的肌肉是鬆鬆泡泡的樣子。這就是老化現象。現在卻挺直而富有彈力的肌肉。替我按摩的人常這麼說：

「金田先生的肌肉要比年齡來得年輕十歲以上。」

因而我總是隨時隨地注意身體的健康；所以，如果我的員工對我這樣說的話：

「經理，今天好像不太有精神喔！」

第二天我一定飛快地不斷練習跑步。然後再用健康棒來調養。

我常這麼想：「不運動的人鐵定完了！人生的旅途亦將結束。」因此，我從來都不離開體操和健康棒。這就是金田式健康術的秘訣。

胖的人很豪爽地流汗

有魅力的女人就是全身洋溢著身體動作靈活，手腳乾淨俐落的健康美的女性。相反的那些不健康的女人，不但動作遲緩而且全身都亮麗不起來。也無法體會到雄性的本能（即對異性的吸引力）。

對一個女性而言，這是非常不幸的。我想全世界的男人都會以壓倒性的多數來同意我的看法的。

肥胖的身體是屬於不健康的一種。如果一副吊兒郎當、懶懶散散的樣子，身體就會發胖或者浮腫。

也有一部分孩子為了讓肥胖的身體急遽的瘦下來而絕食。我為此非常生氣，但卻沒辦法。且絕食了好幾天，為什麼要把那種地獄般的痛苦加諸在你的身上呢？如果以公司來做例子的話，就好像宣佈破產一樣地悲哀。

為何在決定做那種些事之前，不先愛護自己的身體，就那樣地糟蹋自己的身體，而且不顧身世的人，如果我們伸出援手幫助他（她）們，也毫無理由。

我的理想是：雖然往後還能有多少個日子可活，我並不知道，但是每天三次，三餐都有規律的來吃；這就是我人生的理想。忽略這個道理，卻一心想變得更苗條，便一再地忍受肌餓痛苦而藉絕食來使自己瘦下來，這時已沒有青春可言。就像個洩了氣的汽球似的，一點魅力都沒有。

不能漂亮地處理事情的身體就不叫美，也不叫健康美。而男性所追求的美就是健康。如果有上述這些錯誤觀念的話，可就悲哀了。

在女性的立場來說大概也是一樣。所謂男性美大概不會是指什麼鍛鍊身體的運動都做的人，他身上健美的肌肉吧！可能是平衡。對全身而言能看起來都覺得協調的均衡的美，才是男性美吧！

真正想變得更美麗的話，就應該多運動而使身體流汗。在你要加諸那些地獄般的折磨於自己身上之前，不妨咱們一塊兒來做做金田式健康棒體操，讓汗給痛痛快快地流個夠。

若由於經常這麼散慢而導致肥胖的話，即使是再長久的日子也好，希望能一邊愛惜身體多做運動而流汗，一邊有隨時關心自己身體的意識存在。做體操的話，多餘的脂肪會轉化為肌肉組織所需之能量，並且使人適應於保有繃緊和柔軟肌肉的身體狀況。

平素一點都不關心自己身體的演員明星（talent）「喝××飲料，就能順利地減肥！」他們所說的並不是單單一種食品就可達到健康。按照常理來說，那種東西對身體應該不是很有益處。如果讓我來說的話，那是天大的謊言。

對身體毫不吝惜的人，那種情況下也不須流什麽汗了。而真正想追求健康美的話，就不需要這麽珍惜汗水了。

反正要流汗的話，選擇最划算、最有效率的運動，就放手去做吧！這就是金田式返老還童體操——健康棒。

人生不可失去魅力

◉現在的小孩子對「性」看得太過輕淡了

最近這一陣子一直不曾去拜訪一位身體充滿活力（表面張力）的女孩。

雖然一面說是在運動，但汗水卻流得不夠。

甚至小孩子也是那樣。必須要硬擠才榨得出汗水來。

正因為不運動，當然缺乏基礎體力。

所謂基礎體力就是在小學生、國中生時期所培養出來的體力。人類的體力和精力從十幾歲（一說十～十九歲，一說十三～十九歲）的後半期開始，就從巔峰狀態逐漸地走下坡了。

在缺乏基礎體力方面，當我們描繪下降線的時候，由於成人想要做愛的比率增高，因而圖上顯示現代的年輕孩子對「性」的慾望太淡了點。

如果看了週刊雜誌上所統計的資料，更會嚇死人。

我們在年輕的時候一天做愛三次或四次都無所謂。而現代的孩子一個禮拜一次、甚或兩個禮拜才做一次愛，就已經很滿足了。真是可悲啊！

在東洋醫學裡有說到：過去若是大腿內側的肌肉功能衰退的話，對性愛的慾望也就變得興味索然了。

大腿內側的肌肉如此的單薄，正是現代的孩子、現代人的寫照。所以要鍛鍊大腿內側的肌肉。

做我的健康棒體操的話，大腿內側的肌肉連同內臟都會被強化，而且副腎皮質賀爾蒙的分泌也會變得更活潑。

所以肌肉也就變得更年輕有力。

不只是對十幾歲、二十幾歲的人有效，即使是四十歲或五十歲的人，如果持續做這個體操的話，也一樣能增強精力。

為此，現在該怎麼做才好呢？

若發覺到自己沒有精力、沒有體力，就必須要有馬上能夠診察治好的念頭，以及恢復活力、能達到自己理想的願望。

「哎呀！算了算了！我已經沒有用了！」不能什麼事都抱持著這種悲觀的態度。應該抱持著是我自己想要變成這樣的願望，就好比是一層又一層地堆積木一樣，希望能把金田式健康體操和健康棒同時組合起來而實行它。

有著一副年輕而有活力的身體，精力充沛、生氣（vitality）盎然的人，難道有人不想成為這樣的人嗎？

◉由於做健康體操所以終其一生都精力旺盛

早些時候曾聽到這樣的話。

在住院病患當中，讓一位老年男人和老年女人毗鄰而睡在彼此的床邊，則這兩個人很快的就會康復了，據說是這樣的。在意別人的眼光、注意到異性，這樣內心才會產生活力、衝勁，對穿著裝扮都會刻意修飾一番。對健康來說也有所幫助。

我想這個例子就是一種典型。如果人之中只有一個人，則將會是一種很軟弱的動物。如果是個男的，就馬上滿臉鬍子，刮鬍刀大概也懶得用了。臉也不洗，更不用說牙齒，也一定不刷的。但是如果在那裡出現了一個女人，一定馬上裝副漂亮的假牙上去，食色性也。這就是人類的本性。

就算是老年人也會很快地跑出去，學習藝能之事也好、社團活動也好，都會主動地參加。所以務必要能意識到異性的存在。

放棄性愛的人是很恐怖的。很快地就會變得汚穢。打扮得衣冠楚楚，就是對別人的一種禮貌（etiquette）。

不刻意的為自己裝扮一番，也不注意健康問題，新陳代謝自然而然地衰退的老年人，一下子皮膚就長滿了老人性的老人斑。

「老人斑」這玩意就是因為體內的毒素無法完全排出體外所引發的現象。也就是一種「渣滓」。

請務必做金田式健康體操運動，務必使之流汗，這麼做才能鍛鍊血管系統，負責運送氧氣的血色素（Hamoglobin）自然會增多。體內的組織才會從那些細胞處恢復過去的年輕活力。

體力也會增強，持久力也會增強，從身體的根本完全返老還童。可以一輩子從事自己的工作、一輩子從事自己的工作，老公公、老婆婆，您們和我一塊兒過快樂的生活，高高興興地運動而使身體更健康吧！

【重點問答】

問——我是個內人已過世，每天孤零零地過日子的老頭子。以後的日子一直想找尋一些有趣的事物，以便快樂地渡過每天孤單的日子。是否有其他辦法可清除這種孤寂的氣氛呢？

答——如果一個人生活的話，不論怎麼樣都容易使氣氛變得沮喪、消沈。即使微乎其微的事，也會使人陷入焦躁不安的情緒之中。藉一些趣味的事來消除孤獨與寂寞雖不失為良方，但還有一點，就是請留心散步和輕鬆慢跑也是一種好方法。

在邊運動邊活動筋骨的作用之中，使緊張的精神趨於緩和，使情緒更為安定等等重要的功能，都發揮了出來。

問——最近實在由於上了年紀的關係，體力減弱，只要是稍微動一動就氣吁吁地。若要毋須勉強就能提升體力的話，該怎麼辦才好呢？

答——要增強體力，如果莽撞做運動，反而只會出現反效果。想要注意運動的人，首先要從快步行走開始。然後在調養的時候，用健康棒細細的在腳底下滾動著。

健康棒一次又一次撿回我這條命

打從棒球的現職中引退下來的五年期間，我過著大學教授的生活，且忙得不可開交。完全跳到另一個嶄新的世界，每天過著渾然忘我的生活。

之後，又再度回到棒球界。

西元一九七三年就任羅德隊的領隊。翌年在日本循環賽（series）中因優勝而使羅德隊成為日本第一的隊伍。

當時的羅德隊並不在現在的根據地，而是像流浪漂泊於全國的吉普賽（Gypsy）民族一樣的隊伍。即使不是那樣，仍然是讓我神經衰弱的領隊工作，不論精神上也好、肉體上也好，都已顯得精疲力盡了。

因為神經興奮而睡不著覺。天天持續著怎麽都無法入眠。因而，終於在一九七五年五月因心臟病而倒了下來。

我仍擔任大學教授而負領隊之責。不斷有新的體驗，卻使我的神經張力達到了極限。進了醫院，我一邊躺在床上靜養，一邊再三地反省著從前種種。

「由於忙碌而忘了運動。而且變得邋裡邋遢地不顧自己身世。」

此後，再次開始用健康體操和健康棒以回到原來的我。這麽一來，機能很快地又恢復正常了。

今後我再也不離開健康棒了。一輩子都不離開。因為這支棒子一次又一次地挽救了我的性命。

【重點問答】

問——金田先生的返老還童健康法的中心好像在於脊椎的矯正。

雖然認為馬上要實行，但是您卻建議與體操同時做快步走以及慢跑。請告訴我快步走就會變得更年輕，或者以慢跑取代的原因何在？可以嗎？

答——站在醫學觀點上來說，腳的肌肉如果軟弱的話，就是繃緊的肌肉癱瘓了；結果就造成大腦反應遲鈍。如果大腦的反應不靈光，那就無法保持年輕了。最後變成痴呆的原因。

若記憶力衰退，腦細胞就逐漸減少，新的腦細胞卻不能再生。

通常在適當的狀態下運動，這才是我的返老還童健康法。

不能不運動

姿勢挺直而呼吸的方法就是恢復正常，呼吸不斷進行的話，氧氣被大量吸入體內，腦部的動作變得活潑了。看看馬虎粗心大意的人，一直不斷地打著哈欠。哈欠就是因為腦部缺氧所引發的現象。那樣人的姿勢亦是不好的。

想要讓孩子們的腦子活潑的話，全在於母親。請糾正孩子們的姿勢。

真要希望能健康的話，就要讓中、高年齡的諸位把姿勢糾正而挺直。

新鮮嬌嫩的紅蘿蔔隨便把它放在向陽的地方，就會被曬乾，當人的身體也不再運動的時候，也一樣會枯萎、乾癟。背脊骨也軟綿綿地彎了起來。

不可以停止，我甚至是一天、二天、一個月或者一年不勞動的話，就變得像是破爛抹布一樣的身體。

一天一次用健康棒糾正姿勢，是沒問題的。六十歲的人也好、七十歲的人也好，都為時未晚。人體就和大鯊魚的鰭一樣。把大鯊的鰭用開水泡著而使之變軟，這好比是人的身體一樣藉著運動來使肋骨變軟。

軟化肌肉就變得像野獸般的姿勢。一種快速敏捷而洋溢著怡然自得的有力姿勢。而事實上，一味只想變得像野生動物一般強而有力，只是一個男人的心願——亞力山大．弗烈德里克．馬西亞斯。

他於一八六九年出生於澳大利亞（Australia）的塔斯馬尼亞島（Tasmania）。也可以說他在舞臺上演員生涯的聲音，有一天消失得渺無踪影。

他的心靈被敲落到絕望的深淵裡，懊惱到了極點；結果猛然察覺到某些事情。在做任何動作之初，輕輕地昂起下巴，從這個習慣中之後，他始終不斷地探索著人類最富理性的姿勢；終於在意識中發現到盡量把兩邊像兔子一樣的耳朵朝向天空，這就是理想的姿勢。

在發現這姿勢之同時，矯正了自己的各種姿勢，終於身心都一同恢復了健康。

在動作中感覺到姿勢，把自己的身體置於和野獸最相似的狀態下來輭化肌肉，而使之更柔軟有彈性。

亞力山大式姿勢健康法，現今正在美國、瑞士、法蘭西、義大利、丹麥等等世界各國中廣泛地盛行著。

最近人們所患的許多腰痛、肩膀酸痛等等，都是由於肌肉功能衰退而導致不良姿勢的後果。所以一定要以金田式返老還童體操，鍛鍊腹部和背脊的肌肉喔！好好做吧！

苦心鑽研的結果創造了健康棒

當我擔任羅德隊領隊因心臟病發倒下來的時候，我不斷在腦子盤旋一個問題：難道做不出一個比球棒更有效果，並且更有效率的健康棒嗎？

球棒的效能的確很大。

只不過，手握的部分和前端部份的粗細不同。因為平衡不同，所以當按摩身體的時候，所受到的壓力也不一樣。

如果能夠平均的加壓力就一定有效。因此，要考慮到棒子同樣的粗細。粗細方面太細沒有效果，太粗的話棒子的可動性就大有問題了。

因而多次的實驗之後才決定採取現在的粗細。棒子的長度方面，不可以太短，而太長就效果減半。

剛好握在棒子的兩端，伸直的手臂能使棒子在肩上旋轉，從頭頂上通過到達後方的長度就可以了。只要做這種迴轉運動，在肩上繞四十、五十次就可以消除肩膀酸痛。

棒子的長度是依身高和手臂的長度所推算出來的；可適用於身高在一三〇cm～一九〇cm左右的人身上。棒子的兩端保持圓形狀，就是為了要達到按摩的效果。

棒子是木製的。還有一個重量問題。太重的話使得身體無法運動，太輕的話壓力的效果會減半。因此和運動生理學、體育學、東方醫學的諸位教授研討的結果，才定下了現時棒子的重量。

木材和鐵、鋁（Aluminium）或者塑膠（Plastic）不同，它會吸收住空氣和溫度。也就是說它是有生命的東西。

日本好的木造建築，由於溫度和濕度的不同，有時膨脹，有時縮小，就是熱脹冷縮。和人類的生命一樣地融化在大自然界中。自古以來，東洋哲學裡所謂的自然與萬物相融合而且透過脈搏的跳動，就是這種思想。木材對日本人而言最適用的材料。一拿到手上就傳來一種節奏感。而鐵等金屬類由於冰冷所以在冬天的時候什麼都不能用。

因此，選了木質做材料。如此改良，不斷地改良，金田式健康棒於焉誕生。

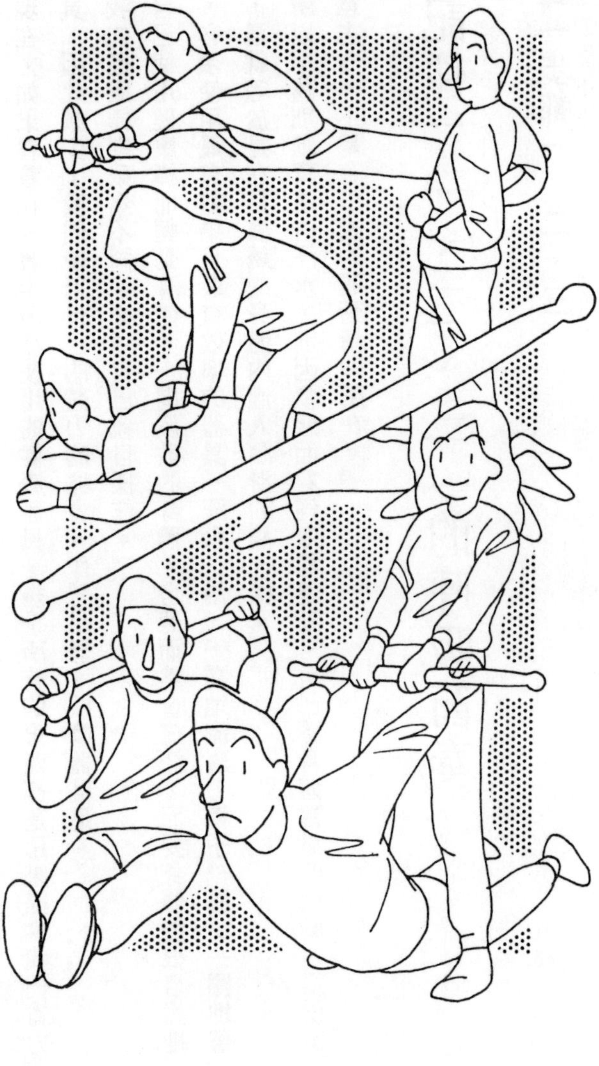

現在，如果看看在社會中所被使用的健康器具，幾乎所有的東西都是用來提供我們省力的用具，因此減少了我們使用自己的體力的機會。像懸吊器、按摩器就是。

我的健康棒則截然不同。必須自己親自操作。

自己使用健康棒而轉動身體。一向渙散的身體，自然而然會流汗，而要身體能很自然地流汗，必須使用最有效果且最有效率的器具。汗水一滴、一滴地流著，棒子一圈、一圈地環繞著，這就等於是在長滿銹的身體內灌入潤滑的油一樣。

所以千萬別厭棄這些汗水，別因厭惡而看輕這種運動。自己讓身體儘量的活動，這份努力和意志力，正是金田式的運動精神所在。

記住「一、二、三」的呼吸節奏

◉每一步都一、二、三

人的身體，本來就很自然地憑抗體把有病的地方治好。很本能的擁有這份能耐。就以睡覺時的翻身為例，它是一方面睡覺，一方面藉翻身的動作來給身體按摩。多可愛啊，不是嗎？不是很難得嗎？對身體而言，這是非常重要的。

希望能夠以這種翻身的啟示來做我的健康棒體操。自然地、極其自然地！

這本書並非做為以所有運動員為對象的教科書。而僅以極普通的運動員和家庭主婦、小孩子、老公公、老婆婆為對象。

棒球選手以斯巴達式作徹底的鍛鍊。他們都有恰能忍受這些訓練的基本體力。可是普通人卻沒有。這是過去的問題，關鍵就在於先成為健康的身體。

此刻正在閱讀本書的諸君如果這麼說：「激烈地像斯巴達式地讓我們做。」就過份了點吧！非但太過份了些，而且會搞壞身體。若對身體有所助益就激烈地跑著，因而至今睡著了的心臟會突然萌動起來；若過份的萌動，將會因為心臟負荷不了而暴斃身亡。

也有人在跑步時因引發心臟痲痺而突然倒下去。這並非無稽之談。

一般人需要心情輕鬆地運動。例如正襟危坐一個鐘頭的人，肩膀和脊椎會變得酸痛和僵硬。這時將肩膀上上下下地按摩。腰桿斷然地伸直。從日常的各種動作當中，用盡各種手段來做的話，則一點痛苦都感覺不到。

扭轉腰部，搖擺著頭，想到了就做一做屈伸運動。「別只輕微地少量地呼吸」，應該吸一口氣——作深呼吸。

「一、二、三。一、二、三」每天這樣高喊：「一、二、三」地生活著。生活中一定會增加了節奏感。「一、二、三」。

武術場和綜合體育場，這些地方實在沒什麼必要經常來往。在我年少之時就記牢了「一、二、三」這個節奏。這就像是高興而興緻高漲般的節奏感。起初高唱這個節奏的人以為會得諾貝爾（Nobel）獎呢！那麼在體內流動的能源稍微萌動的話也是好的。

您已經是個對健康開始抱持關心的人了。對事情、任何東西都開始抱持關心之後就開始去實行。

從前，王陽明曾對弟子說過這麼一段話：

「諸君來到山腳下的時候，心已經在山頂上了。所以覺得很累。我們的心應該隨著一步一步走而不是馬上到山頂。」

至今仍渾噩渙散的人，是不可以馬上讓心跑到山頂去的。應該從日常生活中一樣一樣的動作開始瞭解。——「一、二、三」「一、二、三」的節奏。

◉一支棒子改變了局勢

記住這個節奏之後就快步走、跑步。這種動作連小學生都會。跑步也好，例如跑一百公尺的話就做以快步走一百公尺的體操。然後再跑一百公尺而做體操。輕鬆地跑步，心裡絲毫無所倦怠。

即或體操也要規定數目（動作節數）。跑五十公尺的話就做十次屈伸運動而肩膀轉動十次。轉動一百次，兩個人一塊兒跑步時，雙腳相互地拉攏。使用健康棒把這種種動作組合在一起。

深深地吸一大口新鮮的空氣，然後邊跑步邊欣賞柔美的花草和樹木。

照這麼做的話，跑步決不是痛苦的差事。

在房間裡只顧著運動，即使買了很多跑步的輔助器材，卻連五分鐘都無法待在房裡。而立刻厭恨了起來。沒有變奏曲（variation）、沒有變化、沒有震撼。單調的東西缺乏相當的精神力做支柱，是無法持續下去的。

在接觸外界的空氣而結束跑步之後，好好地以金田式健康棒體操來做調養身體的工作吧！

不可以就這樣置疲憊的肌肉於不顧。細膩地揉搓以便安撫身體。

這種精神是很重要的。真正關懷自己的健康的話，那麽就不可以在炎炎夏日裡在猛烈地開著冷氣的房裡作調養！

刻意要流的汗被冷氣吹跑了。汗水可把身體內的毒素給排泄出來，但是此時卻窩著不出來了。這就好像在冰櫃裡做體操一樣——於事無補。無論如何沒有冷氣就受不了；只有在此時會變得衰弱可憐。冷是百病之源。

健康棒在做完任何體操之後再做也是好的。沒有上述這種說法的。應該隨時放在身邊；看電視也好、做任何事，在無意中不經心地隨時抓起棒子就把手臂伸直。

我一年三百六十五天從未間斷過滾動刺激腳掌。旅行的時候，飯店（Hotel）和旅館的毛巾（towel）被健康棒給取代了。隨時隨地都帶著健康棒。

「雖然只不過是支棒子，但卻只有這支棒子。」

我堅信是為了社會，為了人類而使健康棒普及。憑一支棒子就改變了環境。幼稚園、托兒所、國民小學、國民中學、高中、或者養老院。所有一切的地方，我都夢想著這支棒子能派得上用場。為此日本全國、所有的地方，演講也好，做任何事我都會去。

經驗範例

每天做健康棒體操可以消除腰痛

N先生是個偶爾會在高爾夫球場碰面的五十八歲的男人。

年輕的時候，他是個網球選手，曾經出席全國各大會，這位運動員卻從幾年前開始就一直被腰痛給困擾著。

「金田先生總是那麼健康，我現在正為腰痛而傷腦筋，畢竟得承認自己老了。」

有時N先生這麼對我說。我最討厭別人把身體的毛病歸罪於上了年紀的關係，卻不想想自己是否珍惜身體。

「並非上年紀的緣故，而是運動不夠。」

我說著說著，另一方面就勸他試著去使用健康棒看看。

之後大約經過了半年光景，有一天突然在高爾夫球場遇到了很久沒見的N先生。

「金田先生，好難得喔！從上次以後我就照您所說的，每天使用健康棒來做體操，經過了一個月，我自己都感到很不可思議，好像覺得體力已經恢復和往常一樣了。」

「哦？還算有效果吧！不錯，不錯！那麽，腰痛方面怎麽樣了？」

「那個說也奇怪！不知打從什麽時候起，這些針紮似的疼痛竟減輕了許多。現在已完全好了。諾！就這麽回事兒！」

N先生熟練的抓緊部位為鐵製的高爾夫球棒，在身後舉起，同時扭擺腰部的肌肉。做健康棒體操可以恢復身體的柔軟性、恢復體力，這和消除腰痛有密切的關係。

N先生揚言說：至死都不離開健康棒。他常常在高爾夫球場上散步，也常常游泳；乍看之下好像是在運動，實際上只不過是在使用身體的一小部份肌肉罷了。

在所有運動的前後要求確實地做柔軟體操，做那個體操不只是使你運動部份的肌肉得到紓解，即使沒有直接關係的部份，也是有必要使人柔軟的。

例如：排球（volleyball）的攻擊，只有專心一致在打球之上。

他確實學會一些技巧（techniqgue），但是有威力的殺球（spike）就打不到了。

身體的彈性、柔軟性，以及手腕的強度在具備之初，可能就是個強而有力的扣球殺手。通行於世界的選手，全都是接受這種訓練的。

第四章　姿勢要隨時注意，生命也是要隨時注意

●熱情的交談

澀谷按摩醫療院院長　金田正一
早稻田大學講師　甲木壽人

在「按摩醫療院」挽救了我的生命

金田 大夫推展按摩醫療院（就是以脊椎矯正為中心治療法的醫院），其動機或契機是什麼呢？

甲木 這個嘛！要說的話可能是命中註定所安排好的吧！「按摩療養院」是發達於美國，而流傳到日本之初是在大正的初期吧！確實是在大正初期。到了美國就在美國的學校學習這種治療法的那位，是家父的親友。

然而，我從兩歲起就接受這個治療。剛生下來的時候，我是個非常虛弱的嬰兒。到了五歲還是個被醫生宣告大概養不活了的嬰孩！似乎連醫生也束手無策了。方才所提到的家父的親友叫田中西造的人，他說過：「豈有此理，這件事交給我來辦吧！」這麼一句話；所以照理講「脊椎指壓療法」就是我的「私人醫生」才對。

父親也跟隨田中西造學習脊椎指壓療法，而且我也在中學生的時候就接受了這個指壓療法的啟蒙。對於普通人的治療還可以應付得過去。

父親就從那時起進了這一行。即使社會上的事完全不瞭解。然而一旦過著領薪水階級的生活，結果就走上了這一行。

金田　說的也是啊！畢竟還是從先前就已經有了很好的底子了。真了不起！那麼，現在這個脊椎指壓療法已經取得合法化和制度化了嗎？

甲木　在發源地的美國不一樣喔！

金田　為什麼在日本卻不承認呢？

甲木　因為「脊椎指壓療法」在日本並不屬於傳統文化或科技的一種。按摩指壓這種東西應該有它原始的歷史。縱使脊椎指壓療法沒有。

但是到了戰後，佔領軍進到國內，一時之間，一定會呈現向西洋醫學一面倒的趨勢。按摩指壓，其他的東洋醫術，照理說都會被全面禁止。

而那樣是行不通的。因為當時在全國有好幾萬人，都在從事指壓和針灸，這些都應該隨日本戰後的復興而一個個逐次地合法化、制度化。

柔道中骨折復位（接骨）是一個；而針灸是一個；指壓按摩又是一個。這三個行業都已合法與制度化。但是從事脊椎指壓療法的人們為數實在太少，所以即使美國佔領軍進駐也沒有問題。因而結果，脊椎指壓療法就流露在社會上了。在美國應該合法制度化做得非常落實才是。

事實上，也該說是那些國家和他們各國的傳統有所不同的，是吧！

建立健康醫學體系是有必要的

金田　有少數派別在任何時代都生活得很苦。大夫，我啊！是個不太承認治療法這種東西的人。也是個一向都主張「自己的身體自己都不懂得管理，那像什麼話？」的大男人。那麼只有大夫您的治療不一樣。矯正生命之泉源的脊椎骨，儘管要矯正卻仍要做體操。大夫的理論正是和我的體驗一樣。我有個朋友也是因大夫您的治療才把椎間板突出（疝氣）的病給治好了。

不良的姿勢導致脊椎的歪斜及其它部位的歪斜。「萬病之根源」應該是在於脊椎骨。又腰痛、肩膀酸痛、脖子酸痛，駭人聽聞的病人堆積如山，大概有好幾百萬人吧！

甲木　今後，漸漸地物理療法也流行了起來呢！到我這兒來看病的病患，將近有七成是患了腰痛的。

金田　是那麼樣嗎？是那麼樣嗎？我想您也讀過一九六一年在美國所出版的『運動不足的疾病』這本書。在書中有提到：美國的人口有百分之七十的人因運動不夠而脊椎歪斜，那就是警告患了疾病的原因。因而運動不夠是不可以的。

日本人的生活在西化了的當中，甚至連生病都西化了。

日本人的正坐姿勢，或是所謂「立正」的姿勢教育，要使姿勢教育普及是不可能的。

甲木　說到教育，在當今日本的醫學界，的確忽略了一些重要的事情。光是把心力放在科學的尖端之上。當然，一旦急病的時候從尖端醫學方面受到很多的恩惠，這是不爭的事實。若就那樣發達的話還很困擾呢！

然而對近代醫學而言，要怎麼做才能維持健康？連這最基本的東西都沒把心放在上頭。

金田　是啊！更要把注意力放在治療醫學以及健康醫學體系之上。而治療醫學始終是屬於被動的吧！舉個例來說：傷風的話吃藥就可以了，打針也不失為好辦法。日本的醫學就是這個樣子。

大夫，我啊！即或維持身體健康也好，面對未來的人生也好，常常都保持積極的態度；

我就是這麼一個人。以此為信條。所以傷風感冒的時候我總是責備自己說：「混蛋！為什麼不注意健康、飲食而導致感冒呢？」這種想法就是健康醫學體系的一環。

甲木 絕對是那樣子沒錯。把不好的部位切除再把它拿出來，或者把它縫合起來。這種治療法當然有必要。然而這麼做，到底還是被動的。通常健康的話該怎麼做呢？不必考慮這種方法。

昨天到我這兒來看病的患者當中，有一個傢伙經過了一個月的時間才好不容易地讓他住進醫院裡來。而他只不過是患了「側彎症」而已。到底是切掉還是不切，講了一個月才住進來，最後等到我告訴他說：「很抱歉！你的患部已沒辦法治了，這已是當今醫學界的能力範圍。」之後，他就出院了。為什麼會引起「側彎症」呢？在現在的日本社會裡，要想找到沒有患各類大大小小側彎症的人，還真難呢！

因此，我想說：難道無視於人體基本構造的人還會有健康可言嗎？首先要能夠清楚地認為人體的各種基本構造，這比任何健康法都重要。

金田 那麼一來脊椎骨就必定會露出來嘍！

甲木 你說的一點都沒錯。右撇子的人絕對是往右側彎。以百分比（percentage）來說的話，大約佔百分之九十五左右。寫字也用右手的話，體力勞動也是右手，盤腿也是右腳在上，睡覺時也是右邊身側在底下而睡。都已養成習慣了。

那麼一來就會以脊椎為中心而使右邊身加重了負擔。於是就腰骨向右邊歪斜。整個基座都歪了，因而導致了整個脊椎骨都向右側傾斜。

金田　我因為是左撇子所以右邊身硬梆梆的。這種情形從我還在棒球界時就已重視我的左臂，就好像證明我在使用右臂投球一樣。右撇子總是漫不經心地隨時光在使用右手來做事。

甲木　我正對學生和患者說：「當作沒有不向右側彎曲的人。」「如果感到腰痛的話，就做矯正體操吧！」腰痛是腰骨太靠近腹部之處嗎？或是落在腹部之後所導致呢？任何一種的歪斜都會更加深腰痛。而現代的整形外科卻完全沒有「脊椎的歪斜」這種概念。

金田　說的也是，可是我已把您的腰痛體操併入到我的金田式健康體操來嘍！我呢，也是藉睡覺時治療腰痛。這也是金田式的健康法之一。要想腰部不累就要邊睡邊有效的扭動身子。這樣睡著就能做的，的確不錯哦！

於是就消除肌肉酸痛以至全身。在腰痛之前，大概小腿肚會先痛吧！邊這樣睡覺邊扭著身子，再用膝蓋骨推擠。漂漂亮亮地治療小腿肚的穴位。

如果持續做這個體操就太勉強了。高爾夫球員累了！即使有人這麼說的時候，我還是不覺得累。

以前遇到您的時候，就開始把您那一套理論納入到這個體操裡頭了。

甲木 是那樣嗎？那個嘛！就是啊，結果腰痛的毛病就是因為姿勢不良而引起脊椎歪斜，還有因為運動不夠而使肌肉功能衰弱，這就是最大的原因。姿勢的良窳與否，從橫側面來看的姿勢，就是把所謂鼻子和肚臍連結成一條線，這線和地面成垂直，這應該就是從前面所看到的姿勢。

從兩側所看到的姿勢，兩隻耳朵升於肩膀之上，重心線通過耳朵而降到腳後跟處，但若簡而言之，本身的身高可是連一公釐（mm）都未曾縮減的。從兩側來看的脊椎，呈現微微的「S」狀彎曲。但若是從前面看的話，則是筆直的。

可是，若以這個不良的姿勢來說的話，這也是現代人最糟糕的一件事。最近的年輕人當中，能體認到姿勢這種東西的孩子，大概可以說是完全沒有。

我在教導學生的時候，最初先教的就是這項姿勢教育。「好好坐下腰桿打直！」等下完命令才開始教。

「兩肩意識到正側面。收下巴而凝視正前方！」就使之這種狀態下做深呼吸。能夠完全吸滿氣的人就舉手。即使我說了，卻沒半個人舉手。

這就是說昂起下巴，而頸子的肌肉並沒有拉動肋骨，所以肺不能完全吸入空氣中的氧而脹的更大。也就是背脊蜷曲著。以及由於駝背而使得肺不能擴充到最大。因而只是不斷地做短促的呼吸……。

那麼，當我教現在的學生而察覺到的事，是大家光是在用橫寫的筆記本。而我們那個時代卻是用直寫的。坐在書桌旁筆直地直行書寫。但是，現在大家都是橫著寫的。再者，從小學的時候起，大概就已那樣了。於是姿勢就自然而然地給弄壞了。像側身坐一樣的姿勢是很容易寫。可是這個姿勢卻不能直寫。

金田　嗬，橫寫和姿勢之間的關係可真有趣呢！哎呀！其實呀！大夫，我以前還是駝背的呢！

甲木　咦?!金田先生，以前看您的脊椎骨很健康嘛!現在仍難得腰桿挺得很直呢！

金田　說得也是啊！大夫，畢竟人類都需要努力的。背脊蜷曲著，而身體皺巴巴的時候，就指摘三溫暖時把姿勢給弄壞的。因此，所以對某些人而言便開始意識到姿勢的重要性。

甲木　的確是！的確是！

金田　現在想想的話大概是腰桿的力太羸弱的關係吧！當然要對身體給予細心的注意。就拿在體操方面獲得金牌獎章的運動員——遠滕先生為例子來說吧，前幾天在電視上說他不曾抱過小孩子。

因為身體失去平衡，所以一抱重一點兒的嬰兒右臂就不行了，依此而判斷全身的核心——脊椎——歪斜了，這種情形就連我也一樣會有。由於在不知不覺當中好像不知為了什麼緣故失去了平衡，當產生了這種直覺之後，就一直不曾抱過小孩子。

即使比賽的那天在領隊席上的時候，脊椎得以好好地按壓一番。自然地就像是在脊椎指壓的治療法一樣。

幫我推按的人是荒井敎練——就是國鐵燕子隊（swallows——中央棒球聯盟棒球隊隊名，也就是現在的養樂多燕子隊）的敎練。哦！他的手指很有力。在這個社會當中還沒有人的大拇指有像他那麼好的，手指很輕巧的在背後柔順地指壓著，突然緊緊地抓住背脊和腰間的肌肉，一下子就乾淨俐落地把疲勞給吹掉了。在讓腳和腰部按摩的同時，總是像失去手指的感覺一樣，從胳膊到指尖都在微微地顫抖著。突然「哇——」的一聲搖動著，被荒井教練拼命地拉著手，因而一直高舉兩手。

在教練席上蹺著二郎腿似的傢伙成不了氣候

甲木　好極了，因為會注重自己的身體，所以如果說：「今後在棒球方面不可能再產生像金田先生那樣的人材了。」就絕對是太過分了些，照理說是應該不會再有輕蔑脊椎的人才對。

爲什麼會如此，連現在的職業棒球選手，在教練席上蹺起二郎腿坐在那裡的人也是有的。這種選手是不會有出息的。

金田　前幾天我也在電視上作職業棒球的解說時發了脾氣。我生氣地說：「什麼，那個男的竟公然地蹺起二郎腿，那個姿勢啊！輸定了！比賽之運早跑光了。」

真不可思議！進到教練席裡頭，我是絕對不會把腳蹺起來。那是為什麼呢？例如前幾天中日隊所集合的強打者，「哇—噻—」竟有人高高地蹺著二郎腿，在我腦際立刻閃過了一個念頭：「那個混蛋！他不會是患了腰痛了吧？」

甲木　概略地說，就是完全沒有「姿勢弄壞了，脊椎就會彎曲」。這種道理的認知。單從現在的醫學上來看就是那麼回事。

金田　反過來若姿勢走了樣，則有自然身體就變成歪斜的樣子。也因此無法逐漸回到正確的姿勢。這是惡性循環哪！就好像盛著一盤沙在立著的棒子上一樣。如果某一處的砂粒露了出來，棒子很快就會傾斜。若拿人的身體來作比方，則棒子也就是脊椎骨。

甲木　就是那樣！的確如您所說的。像神經質那樣的改蹺另一隻腳的情形或許也可以說是其中一種姿勢。但是，沒多久必定會想把其中一隻腳伸一伸直，以防坐痲了。這麼一來背脊就難得會有筆直的了。

金田　為何人類一生下來之後，對這方面都漠不關心，真叫人不敢相信，也實在沒辦法。

大夫，我在演講的時候，賣力到連命都豁出去了呢！而且「哇！」「嗄！」「嘟——嗄——」地拉開大嗓門地振聲疾呼。

於是聆聽我演講的聽衆的姿勢就可以矯正了。同時聽吧！聽吧！這種意願於焉湧現出來。潛意識裡就勸使他們這麼做。隨著他們內心「要看！」「要聽！」的強烈意志所使然，使自然而然在無形中矯正了自己的姿勢。所以大家的腰桿都挺得很直。

甲木　我想也是的。連所發出的聲音和駝背的人所講話的聲音都完全不一樣。我想「姿勢」是一個很好的名詞，使用「勢」這個字就是採取某種姿勢的意思。從前的人就很明顯地看得出來。

我們不說「睡覺姿勢（睡姿）」而說「睡相」。「相」這個字就是「樣子、姿勢」的意思。睡相是沒有氣「勢」可言的。因為睡覺的時候是沒有什麼氣勢的。

貫穿筆直脊椎的樣子，這種姿勢才是具有威勢的架勢。

金田　投手投球的時候也是那個樣子。一直挺直腰桿，胸部挺得高昂，就這樣把身體彎成弓一般的形狀，然後「彪！」地一聲投出去。

我想就連柔道、相撲的基本姿勢也是這樣子的。我是沒有摔柔道的經驗，但是如果要摔柔道，一旦對手把背給拱圓起來的話，就以力借力（四兩撥千金——利用對方的力把它集中成為自己的），瞬間就像石頭般地投出去，也許是亂扔的。

駝背的傢伙是沒有用的。

相撲是非常強而有力。在化解對手的強力之瞬間，把對手拉到近身旁而使他的腰浮起，然後像扔石頭般給扔出去。

甲木 自古以來日本人就有正坐的姿勢出現，也有「立正」的姿勢教育。但這些在戰後，腳變短了之後就不再正坐了，這可不是開玩笑的。從前的人即使靜坐三個小時，腳和腰都不致於會痲痺。這是因為他們在平常時就鍛鍊了腳部和腰部肌肉的關係。

所以柔道、劍道都很厲害。因此千萬不可以放棄正規的端正姿勢教育。捨棄這些教育之後所留下來的，在男人方面儘是盤腿的坐姿，在女人方面則是側身的坐姿。側坐的時候，女性是無法察覺到自己的姿勢到底歪成什麼樣子。

腿、腰的彎曲是因為肌肉衰弱所致

金田 那麼車子啊！使得現代人的腳和腰軟弱的元兇，大概就是車子吧！在這個車子充斥的社會裡，如果說不好好鍛鍊現代人的腳和腰的話，就會越來越恐怖了。

甲木 站起來走路也可以增強背脊的力量。若把雙手緊貼在背後走路的話，能如何活潑地運動脊椎就不得而知了。步行自然可以增強脊椎的力量。所以不可以不走路。脊樑即使可以支撐得住背骨，這種說法絕對不會過分。所以光說肚皮是錯誤的。

金田　人類從四隻腳走路演變到用兩隻腳走路，大概是在一百萬年以前的事。人類在適應環境上，兩隻腳走路的歷史是太短了些。當然就顯得有些勉強。

再說到人體，是相當不美觀的。頭顱的重量平均大約六公斤左右，若是六十公斤的人，就是體重的十分之一。也就是把嬰兒放在頭上所計算出來的值。

支撐這些的大腿和臀部、腹部、或者背脊，可以把這些總稱為「抗重力肌肉」。而這些肌肉照理說可以支撐住即將向下落下來的頭顱。

但是，若不運動，則連步行都會厭惡，反正由車子來取代的話，這些肌肉一定衰退。一旦肌肉衰退，頭也撐不住，追根究柢就是腳和腰彎曲了。

上了年紀後腰的確會變彎曲，抗重力肌肉則呈現輸給頭部重量的現象。

甲木　對！確實是如您所說的。全身不走動走動的話，我想就是現代人之所以會姿勢不良、腰痛的最主要原因。我所以每天早上走十公里的路。

這麼一說諸位一定大吃一驚。那麼就拿過去來說吧！就是走二里半的路程。在從前若不走一里或二里路的話，那個時代裡一定是什麽事都不能做。在我的童年時代裡沒有車子，那個時代連單車都沒辦法滿足我們的慾望來買到。

所以，對我來說甚至連走十公里路都沒有車幫助。然而現在的年輕人，對他們說那些事的話，大家一定很佩服我們的。

金田 走十公里路大概須要多少時間？

甲木 一公里約須九分三十秒或至十分鐘。確實地步行而計算時間。無論走到哪裡都以自己相應的正常速度來走。所以走四十分鐘左右之後，不知道是否已走了四十公里。金田先生打高爾夫球而鍛鍊腳和腰力，因此拼命地走路。那麽很多人在今天仍不走路，這還是歷史上的新頁呢！

連腳步都縮減的現代人

金田 其次說到腳步的大小。第二次世界大戰當時，日本人的腳步幅度一步約七十五公分左右。這要用什麽方式來解釋比較好呢？日本的軍隊在「正步走」的時候，他們的步幅是七十五公分。這種情形好像是模倣法蘭西陸軍的步兵操典吧。身上背著武器的軍隊，浠瀝嘩啦的零亂步伐，在整體行進的當時，是無法趕在同時間到達同樣的目的地的。所以規定步幅在七十五公分。

距今約二十年前左右，專修大學的阿久津教授在新宿的火車站前，測量來來往往行走的行人之步幅的時候，好像發現到人們一步的平均大小縮短到六十五公分。

總共縮短十公分。

再說到現在人們走路的速度，似乎是一分鐘走約七十公尺左右。即使是這樣，大夫您的速度都比現代人的平均值來得高呢！您是最高的了。（他又露出會心一笑）

那麼江戶時代的日本人到底在哪種程度的速度呢？為了探索那個起源，甚至有學者潛入到中國西藏（tibet）的深山裡去研究？但為什麼說到西藏去呢？因為江戶時代人的下肢長度和西藏人相同，再者沒有汽車，還有至今仍以穀類為主食等種種理由。

真是偉大的熱忱啊！真有這種年輕學者，我想我一定非常佩服他們。

我以其它的方法從棒球裡頭徹底地學習到有關人體的這方面常識。然而以這些經驗為基礎，今天我也初次嘗試，一本健康教育的書即將問世。把長久以來和健康搏鬥的歷史編訂到這一本書當中。所以細細地思索；健康這回事並非一朝一夕都能告訴別人那麼簡單的問題。

甲木 的確就是那樣。今天在社會上簡易的健康法突然活躍了起來。說到這兒著實叫人生氣。

金田 是的！的確！像「喝了○○的話就可以順利地減肥了……」啦、「有○○就保證健康」啦、「三分鐘使你恢復精神（refresh）」啦之類敷衍了事的話；也想作一些誇大的宣傳。充其量也只不過是「擠一些汗水出來」罷了。

可是在七年前左右，根據首先進入西藏地區的學者專家的報告說：現在的日本人一分鐘約行走七十公尺，但是西藏人卻比他們更多出二十五到三十公尺。差不多和大夫所走的同樣遠的距離。

甲木 我追溯到江戶時代也是相同的情形。十公里左右。

金田 正如您所說的。（一邊笑著）就是這樣，首先必須要讓這些軟弱了的腳和腰，徹徹底底地鍛鍊恢復原來的健康。開始散步、藉慢跑使身體流汗。之後再做金田式健康體操、以健康棒做身體的調養。如何呢？大夫。

甲木 好極了。的確是！腳和腰說起來就好比是房子的柱石一樣。基石一垮，整個房子也跟著塌下來。

最嚇人的是對前些時候到講道館摔柔道的選手說：「一天跑步、步行有五十公里以上的人請舉手。」說完之後，在二十五人當中只有五個人舉手。

通常由於像走路、跑步等這些基本的運動什麼都不做，所以在摔柔道的時候，只會光對對手施展招數而已，而沒有真正的體力。

常常顯而易見的，選手們只是反覆練習自己最拿手的絕活兒。當到了要施展招數的時候，身體的姿勢太過於勉強，因此背脊不管怎麼樣都有一種負擔在。一面花心思注意脊椎而一面摔柔道的人，是幾乎什麼都沒有。所以摔柔道的人大都是患了腰痛。

這種現象不只在柔道而已。劍道方面也有。前些時候我到某大學去做一些抽樣調查。結果發現他們都不走路也不跑步。反而最先考慮到劍道等最能夠使背脊挺直，以及能執行姿勢教育的運動，但是結果他們所表現出來的卻與實際情形不大相同。

有八十名左右年約二十歲上下的學生就是這種情形；還有三十個年輕人是一邊苦惱於腰痛一邊又膝蓋酸痛。這實在令人咋舌。

誠如金田先生所言，運動的根本，哦，不！不只是在從事運動的人，都必須要徹底地將健康以及體力的根本所在之腳和腰部鍛鍊好。

以保持平衡的身體好好地走路

金田 支撐上半身的就是兩隻腳。腳若軟了的話，則不論怎麼矯正脊椎骨都是徒然的。在此還是必須再請教一次，為何必須走路？腰和脊椎若不走動就失去了恢復疲勞的能力。那麼，即使只是說「走吧！」「走吧！」對現代人而言都是件困難的事。一方面擺出標準的姿勢，一方面找出走路的動機是好是壞，這些為了要步行是有必要的手段。因此就有所謂健康的玩意兒問世。我希望在大夫的治療法中，務必加上一項健康棒。

甲木 那麼就是增加重量和壓力嘍！

金田 正是如此。即使木製的棒子，只要是木頭的就什麼都好，這種說法是不對的。棒子呈圓柱形的狀態、粗細、長度、重量、材質等都是需要考慮的問題。

我的健康棒材質是用山核桃木（hickory）做的，對人體的肌膚最適合不過的了，不會太冰冷。

甲木　金田先生，用棒子重重地碰樹之後，就可瞭解了。

金田　是的。與棒子的歷史一樣就是我們青春的軌跡。比別人有更多幾倍的深思。請大夫也教導一下病患好嗎？

一面以兩手握住這個健康棒在背脊上旋轉，一面步行，非常地容易走。慢跑也同樣很容易。上身不要向前彎曲，背脊挺直地跑步。如此便可瞭解姿勢這種東西是多麼的重要啊！由於身體得以保持平衡，所以不致對腳造成負擔。一邊支撐著重重的腦袋一邊跑，以這種失去平衡重心的身體狀態來跑步，就是非常不妥當的事。

只要一根棒子，一面以這支棒子支撐背骨一面跑步的話，非常容易跑。真是不可思議！

甲木　運動療法並非我的範疇，畢竟還是得從金田先生您那兒多提供啊！

金田　徹底調整身體的均衡。那麼一來，不管怎麼樣都能跑；即使想移動身體、想要步行，都提供了以上所須的主要因素。大家步行我想我知道這是對健康有所助益。

為了那些所給予的動機、要素就更形有其必要性。對現代人而言，那就是指健康棒這一類的東西。

若就以不良姿勢行走的話，很快地就會發生腳痛，腳因為承擔過分的負荷的緣故。所以必須一面使用健康棒來調整身體的平衡一面步行。

甲木 就在步行的時候，若不以最好的姿勢來走，我的情形也隨時感覺到那回事而一邊步行著。那麼，支撐而行實在是沒辦法了。人類的意識也是有所界限的。

不知在什麼時候姿勢走樣了。在步行當中突然發覺到了。那時還忽然在胸中吸滿了空氣。所以應該有挺胸前行的意識才對。最近散步成為一種樂趣了。

每天步行約十公里左右，在這當中約有三公里是被用來慢跑的。

放棄人類最強的「兩隻腳」還能做什麼

金田 誠如您所說。開始散步也採用慢跑，然後再鍛鍊腰、腳而矯正姿勢。我之所以能長久熱衷於棒球，乃歸功於對姿勢的意識。

甲木 以雙腳走路，大概是人類最大的武器。能夠以雙腳站立，而能夠放開雙手。如果放棄了走路的機能是不行的，終歸是必須以兩隻腳踩在大地上、支撐上半身。

有趣的是，夜裡在浴室，洗淨身體的各個角落吧。早上走回家洗澡的話，上半身並非那樣，但是下半身，特別是腳，產生了污垢；只有下半身一下就跑出污垢來。只有那樣支撐上半身的下半身，新陳代謝激烈地進行著。

這也是下半身負起相當的負荷的證明。

一如先前所說過的，平常在行走的當時，通常只有腳容易被想到有其機能存在。但是卻不合情理。不妨推拿背骨兩側的肌肉然後走路看看，將會發現到兩側的肌肉跳動得非常劇烈。脊樑也的確因運動而被強化了許多。由於這個肌肉軟弱，而無法支撐頭顱，導致駝背。

金田　正如您所言。所以，大夫！我想大聲疾呼。開始散步且慢跑。之後務必要給身體作一番調養。運動而使身體搾出汗水後要保養身體。為此，以金田式返老還童體操好好地保養身體。再以健康棒在腳底仔細地滾動刺激腳底神經和穴道。

這就是保持至高無上的健康之秘訣。在棒球界二十年間給身體增添痛苦，控制著、再不斷地維護身體，這就是我在棒球人生當中所領略到的教訓。豁出去幹且不斷地成長，就是我的健康之道的秘密。

鍛鍊腳和腰、挺直地調整姿勢。「姿勢」是個很好的名詞。身體的姿勢、培養的姿勢，人生就是一種姿勢。「身體要隨時注意，人生也同樣要隨時注意。」不能筆直地通過同一根筋脈的人，人若不太對勁，那麼健康也完了。

「對人生下——立正——口號」（我大聲地一喊，立刻做出直立不動的姿勢）。

甲木 哈！哈！哈！哈！的確！的確！正如您所說的。

金田 大夫！我巡廻全國，一直在灌輸這種姿勢教育予國人，一面隨身帶著健康棒。

甲木 哎喲！我真被金田先生的熱忱與執著給壓倒了。那就一塊好好地從事姿勢教育吧！

金田 做吧！我要做，好好地做。後半生則貢獻於健康學的研究與推展。今後則請多多指教。今天的確非常感謝您。

第五章　來吧，親自做看看！

●金田先生的恢復年輕體操

開始做恢復年輕的體操之前

●在日常生活中養成保持端正姿勢的習慣

理想的姿勢，從側面看，自耳後到肩膀的頂端，然後到腰際的大骨（即骨盤）成一直線的姿勢。所謂「立正——」的姿勢給人的直覺是最美的姿勢。

其次是美的走路方法。首先就是把背脊伸直的姿勢。再者左右的腳後跟併排在一直線上，腳尖打開約十五度角。養成美的走路方法習慣，舉止動作便可看得到其美而雅之處，對腳和腰也不致有過分的負擔。

人在日常生活中，實際上正做著各種的動作。上樓、下樓、坐在椅子上、飲食、穿鞋子、拿東西、打招呼、步行、跑步等等。

這些動作全都是反重力的，希望在腦子裡首先能清楚地有這些概念。

人的情形特別是在為了托住有體重的十分之一的頭顱（在頸子以上的部份）的關係，而持續著不良的姿勢，身體便引起了歪斜現象。

例如，即使在拿起一件東西的情形下，膝蓋打直，以上身向前彎的姿勢拿起來。於是就腰部重心的位置就從頭處偏離了，所以不管怎麼樣都給腰帶來負擔。

這種情形將膝蓋稍微彎曲而把它拿起來的姿勢才是正確的姿勢。由於頭和肩膀的重量落於與重心非常接近的地方，所以腰的關節連接處就不致於承受太大的負擔。

●把頭和身體分開來討論

保持正確姿勢的秘訣在於：在意識中把頭和身體分離而拿到上方去，然後再使身體依附於它。例如下樓梯時，低著頭走路。這時身體也和頭一樣成為向前傾的姿勢。假定把頭分離起來，只以身體來走路的話，便可知道這是非常不自然的姿勢。不知從什麼時候起身體竟背負起頭的重量。

關於重力，生物學家——湯普生博士所說以下的一段話，希望能牢牢記在腦海裡。「每當幌動一次我們的手腳，還有心臟每鼓動一次，都感覺到重力。更甚者，皮膚的鬆弛和斑點、額頭的鬆弛，還有乳房鬆弛後所留下來的痕跡，終究會打垮我們，而帶我們到死亡之床，最後把我們拉進墳場的力，那就是重力。」

推回這個重力的，就是具有年輕的和有彈性的肌肉。藉著返老還童體操，可以恢復身體的柔軟性。然後在日常生活中要經常感覺到正確的姿勢。

●鼓動潛在意識

鼓動潛在意識，控制意識的方法，今日在運動界大量地採用。

例如向來有「陸地上的女王」——美國的喬依娜，在跑步之前總先想到展開理想的賽跑。因為她瞭解到潛在意識推動肉體的效果。再者在卡加里（加拿大）的冬季奧運會中漂亮地贏得銅牌獎的溜冰選手——黑岩也是在訓練之中領略到控制意識，因而他成功了。

從這些例子當中可發現到，現在如果您正苦於肥胖和腰痛等症狀的話，一定要治好它；或者是希望您能想像自己變成漂亮的樣子。一直持續著想像自己那種理想的樣子，同時做著返老還童體操的話，效果將更顯得出類拔萃。

即或是最新醫學，也出現了這麼一份資料：把大腦和神經的細胞非常密合地結合在一塊兒。舉個例來說吧！以發展潛在意識聞名的馬菲博士，提供了一份關於罹患霍德氏病（脊椎的結核病感染），而住在印第安那州波黎斯市的一位叫做安德魯治的少年的資料。

當那位少年被醫生宣佈罹患不治之症之後，對於「自信有既健康又堅強的愛情，更擁有調和的幸福生活」。這種肯定生活而熱衷於潛意識的念頭，他每天都對自己說。

打消了對健康而言的一切嫉妒心，而一味地以開朗的心境來談生活。

於是就不知自何時起，他的意識反應到肉體上，接著這位撐著雙手雙腳匍匐而行的少年，眼看著就長成一位健壯而姿勢正確地青年。

像這樣的例子真是不勝枚舉。同時若是在潛意識裡抱持著不好的印象的話，結果就像那種順序大腦→神經→細胞依此而談，才產生了不良後果。

於操作返老還童體操之際，通常意識著正確的姿勢，希望能抱持著理想的意識而做。

●隨時隨地都使用健康棒

把體操和健康棒組合而成返老還童的健康法，返老還童體操並沒有規定要在何時、何地來做。每天、每天、突然打起要運動的念頭時，希望大家能使用健康棒來活動身體。「不論何時，不論何地都做返老還童體操。」這就是我想對大家說的話。

每天 5 分鐘
獨創的（original）棒子體操

●伸展身體的運動
雙腳閉合將棒子上舉。一隻腳向前跨出，同時延展身體。此時將棒子儘量向上推，藉此伸展腰桿。

●脖（頸）子的運動
棒子貼於脖子，雙手將棒子握在後頭。一面用棒子按住頸項，一面輕輕按摩。

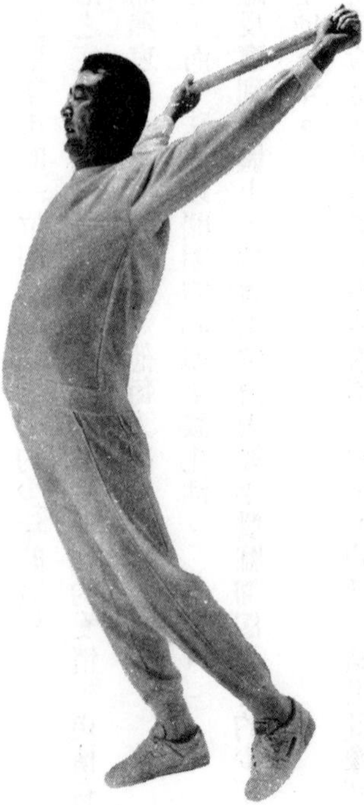

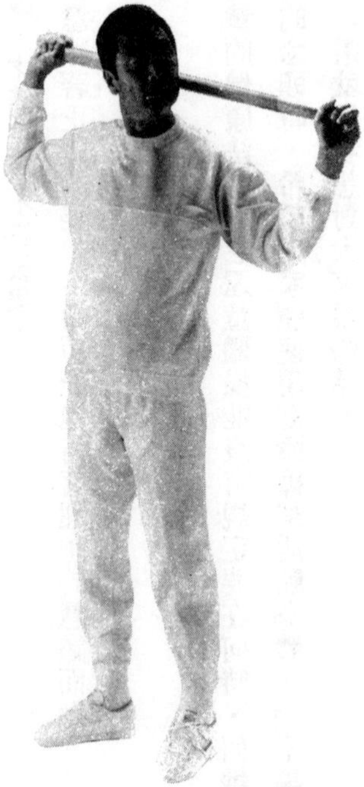

●扭轉身體的運動

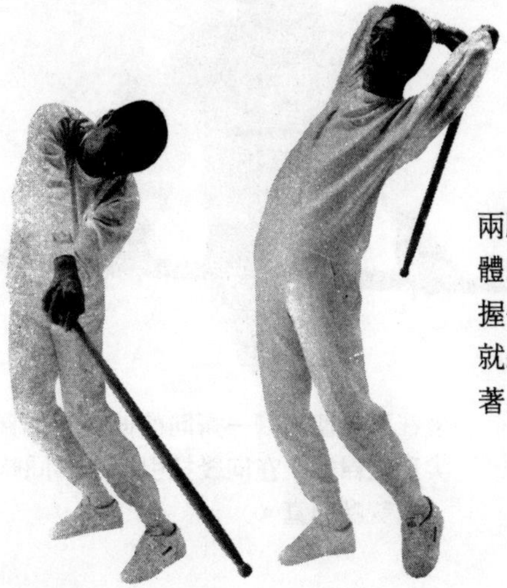

兩腳向左右張開，身體向前彎曲，用雙手握住棒子的同一端。就這樣大幅度地旋轉著身體。

●使肩關節
變柔軟的運動

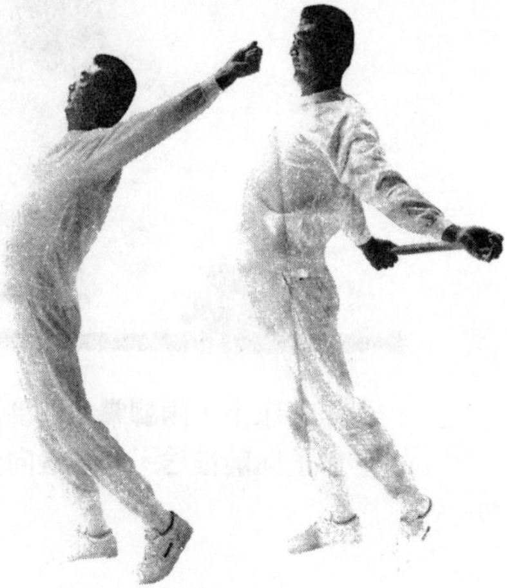

兩腳張開在前面拿著棒子。手臂舉起（此時旋轉肩膀）然後把棒降下到背後。

●伸展腳和腳跟鍵
（Achilles）的運動

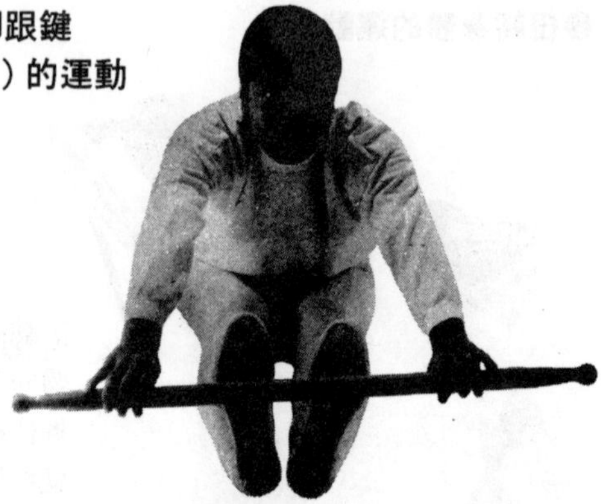

坐在床上使雙腳一齊向前伸直。用腳尖頂住棒子，在向後拉引棒子的同時，把雙腳伸直。

●使腰和股間
柔軟化的運動

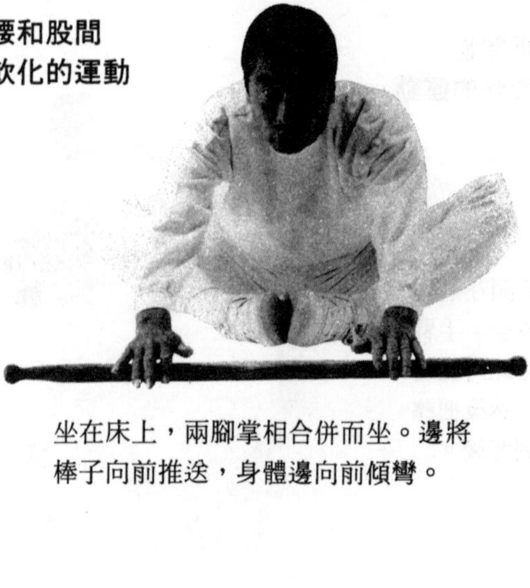

坐在床上，兩腳掌相合併而坐。邊將棒子向前推送，身體邊向前傾彎。

●使腰部和股關節軟化的運動

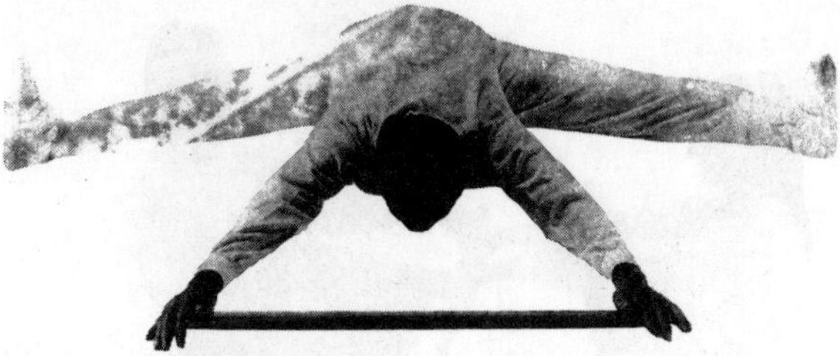

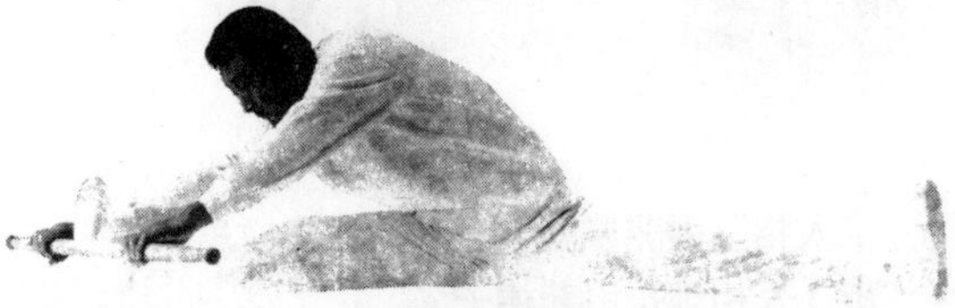

坐在床上兩腳向左右完全張開。一面將棒子向前推出去，一面使身體向前彎曲。

●伸展腰的運動

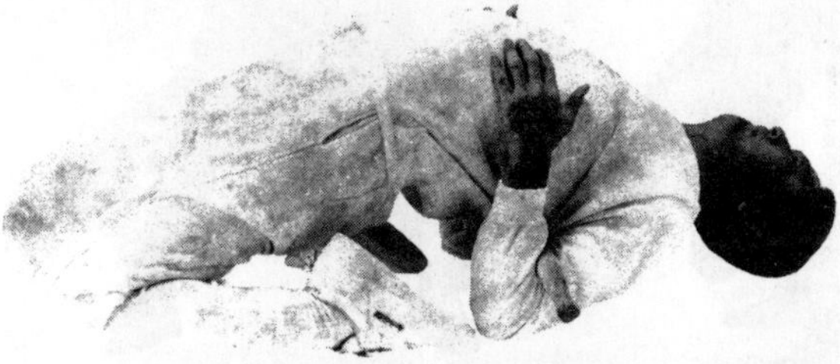

雙腳張開，將臀部從雙腳中間置於床上而坐下。將棒子貼在於腰部以雙手支撐，身體向後倒下。以棒子將腰部向上撐起。

●伸展肩膀和手臂的運動

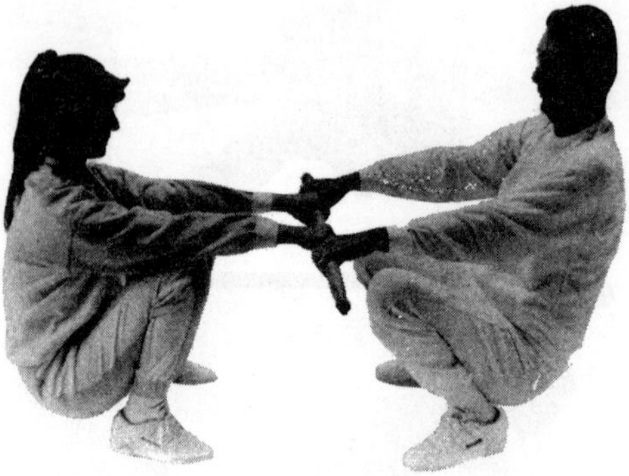

二人相互張開雙腳半蹲著（或蹲成馬步）互相地拉引著棒子。

●讓身體彎曲的運動

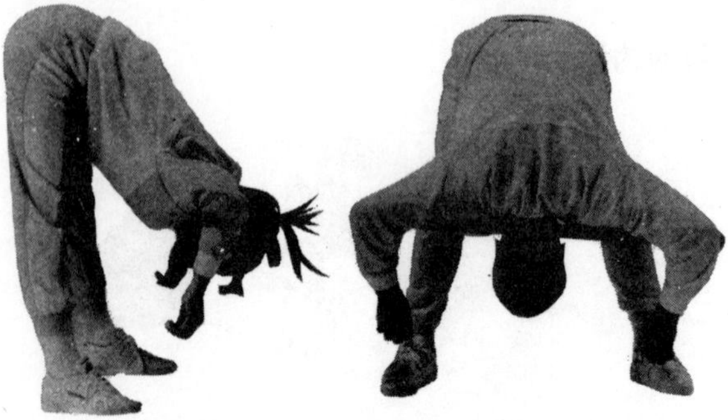

雙腳左右張開，將棒子貼著脖子、肩膀而站立。就這樣深深地向前彎曲。那時儘量別讓膝蓋彎曲。

●扭動身體的運動①

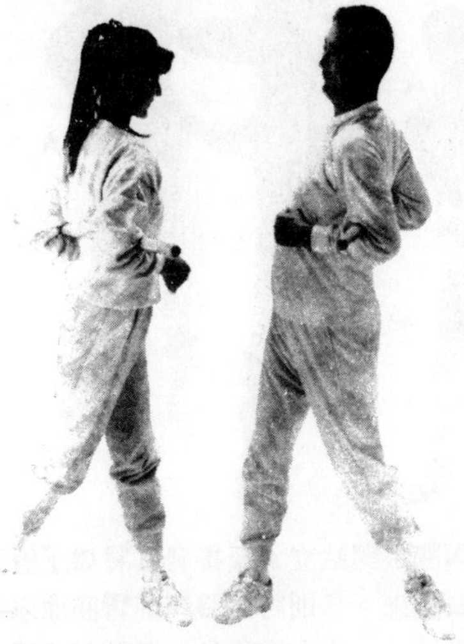

將棒置於背後再以兩肘支撐棒子。上半身大幅度地左右扭動。雙腳則不移動。

●扭動身體的運動②

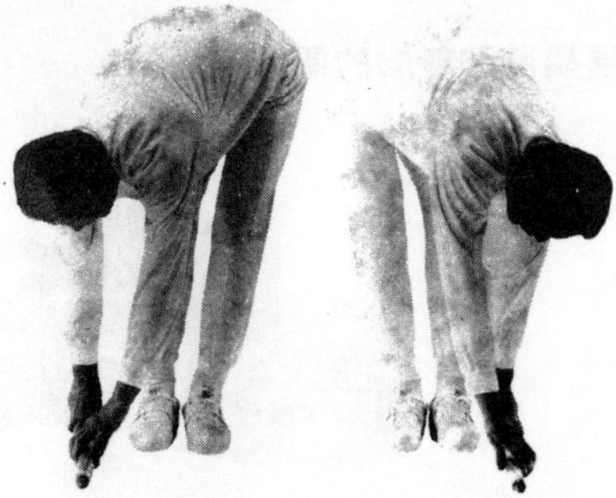

將棒子放在床上。從直立的姿勢開始讓身體向前彎下而拿棒子。邊扭動身子邊將棒子左右替換放置。

●扭動身體的運動③

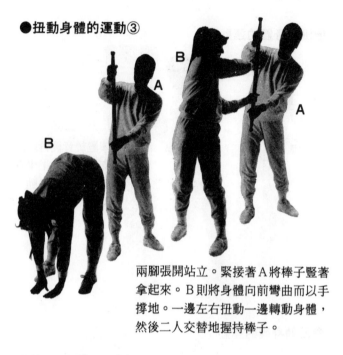

兩腳張開站立。緊接著A將棒子豎著拿起來。B則將身體向前彎曲而以手撐地。一邊左右扭動一邊轉動身體，然後二人交替地握持棒子。

●伸展肩膀和雙腳的運動

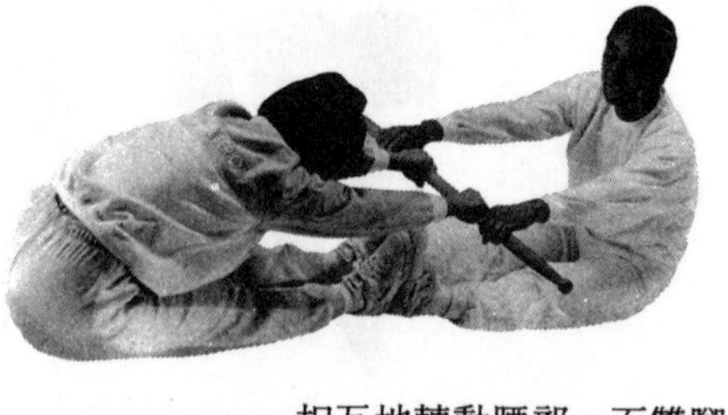

相互地轉動腰部，而雙腳向前伸直，棒子相互向前抓住而用力彼此拉引。

・消除疲勞的運動

●伸展身體的運動

雙腳併攏而把棒子向上舉起。一隻腳向前伸出，同時身體伸直。此時，把棒子向上推出而藉以拉伸腰桿。

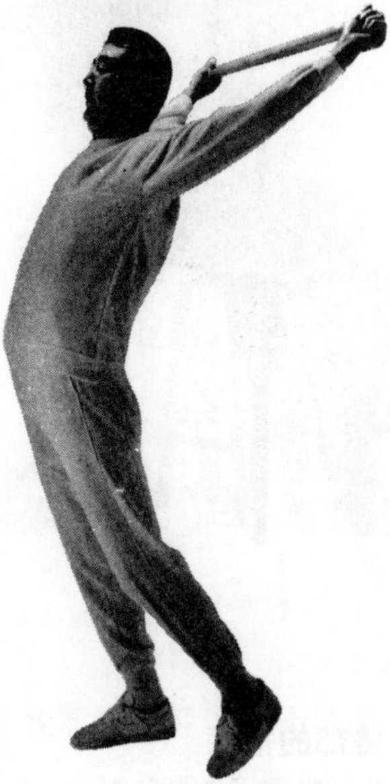

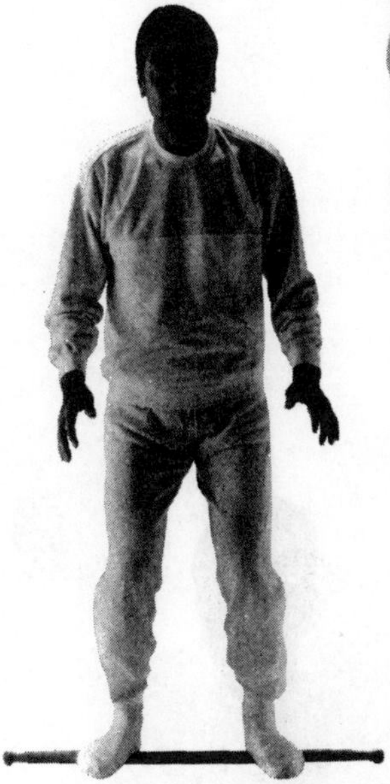

●刺激腳底的運動

將棒子放在床上而腳踩在棒子上面。一邊轉動棒子一邊藉以刺激腳底。

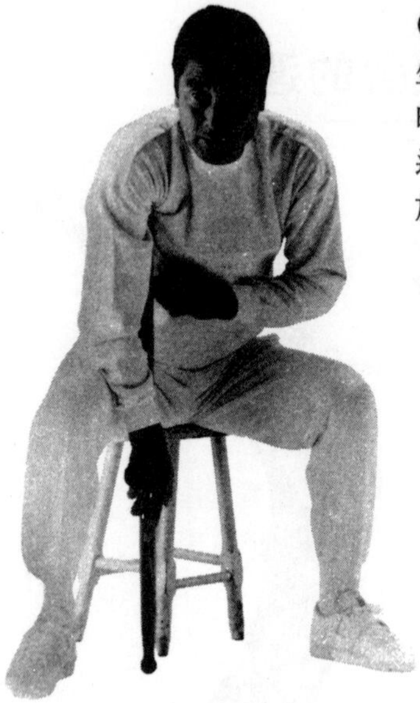

●刺激腋窩的運動

坐在椅子上，一方面將棒子的一端夾在腋下，一面保持這種姿勢而適度地加以體重於棒子上藉以刺激腋下。

●臉部的按摩

藉著轉動棒子來做臉部的按摩。再以棒子前端圓滑之處刺激太陽穴、眼睛。

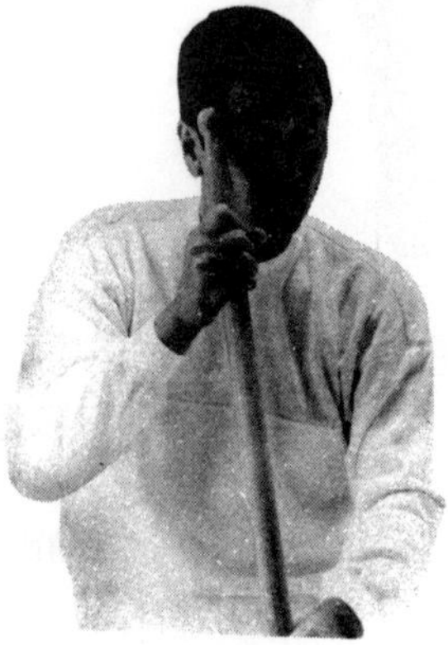

●使壓力減緩而柔和的組合式運動

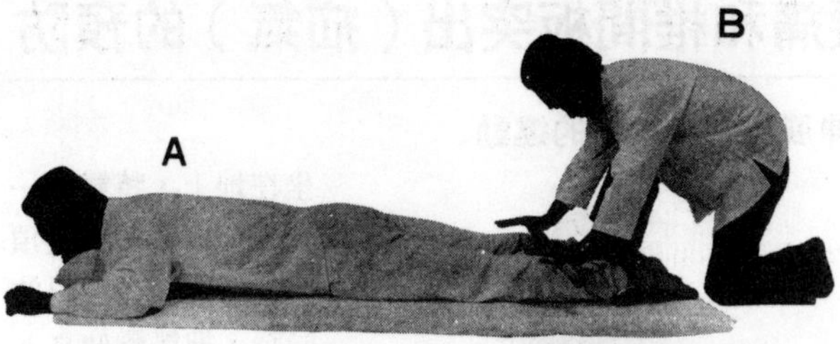

B將兩手分開而握著棒子，輕輕地推滾棒子施加壓力而刺激A的小腿肚的肌肉。

●消除全身疲勞的運動

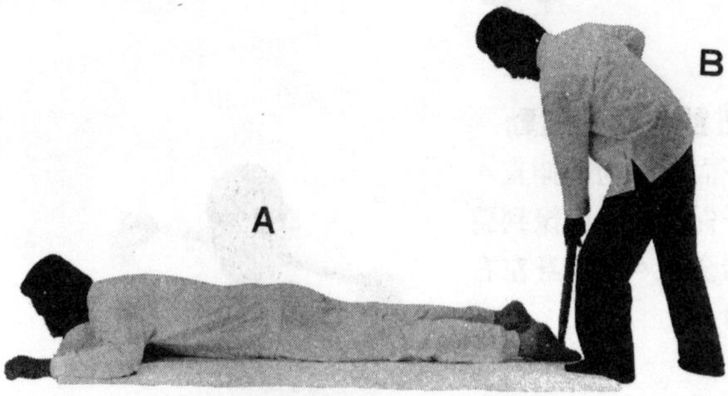

B用棒子的尖端按壓刺激著俯臥著的A的腳底的穴道。

使腰圍變細的運動
腰痛和椎間板突出（疝氣）的預防

●伸展和腳後跟腱的運動

坐在地上，將雙腳一齊向前伸直。腳尖頂住棒子，向後拉引的同時，把雙腳伸直。

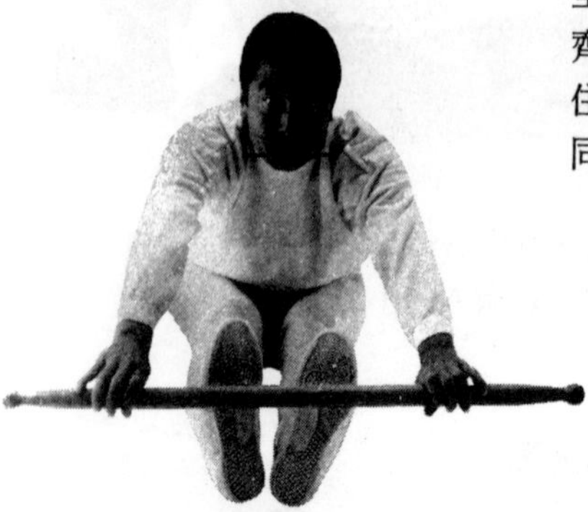

●扭動身體的運動

坐下而雙腳向前伸直。棒子保持由背後後到肩膀的姿勢。上半身左右扭轉。

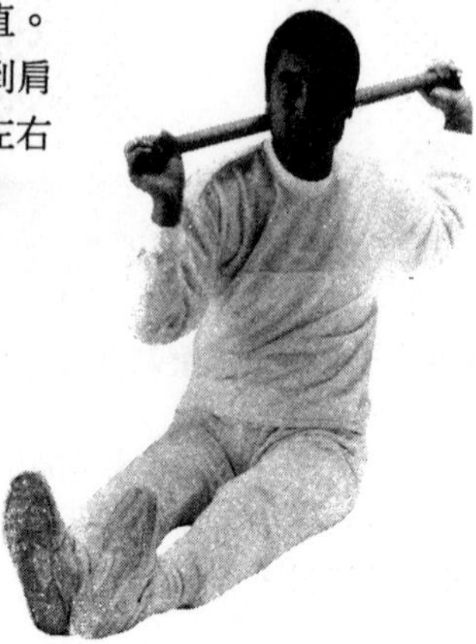

●使腰更柔軟而伸直腳的運動

坐在床上，腳向前伸直，
將棒子貼靠足踝而抓著。
一面向後倒下，將腰上提
而伸直腳。

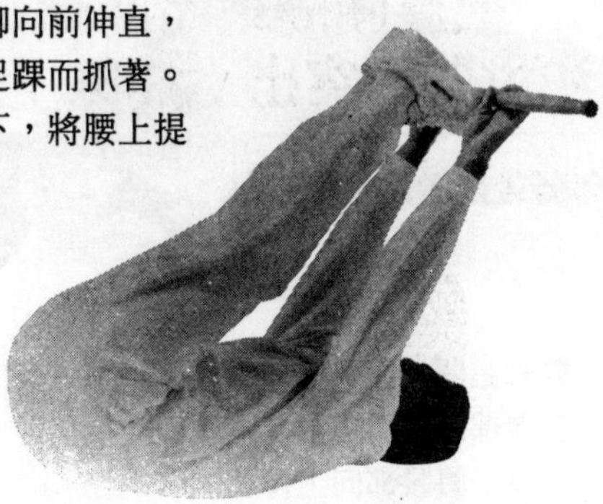

●扭動身體的運動

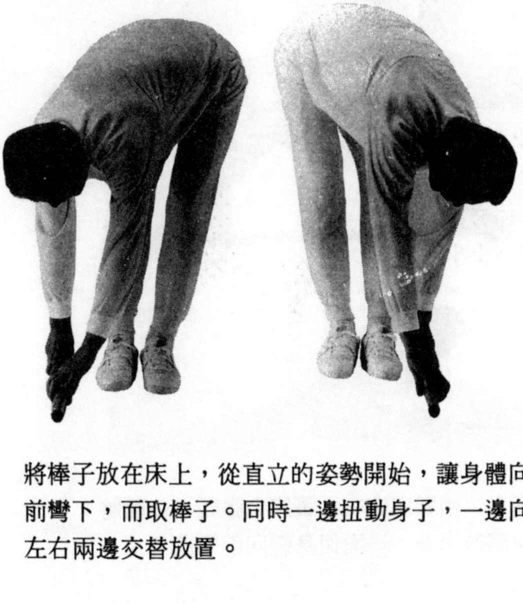

將棒子放在床上，從直立的姿勢開始，讓身體向前彎下，而取棒子。同時一邊扭動身子，一邊向左右兩邊交替放置。

●伸展腰的運動

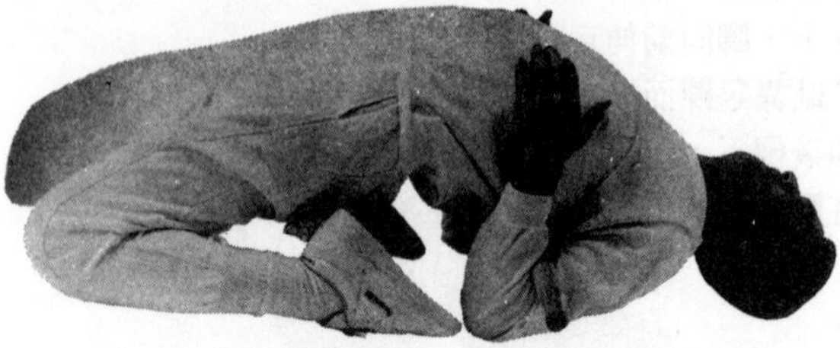

雙腳張開，將臀部坐於地上，將棒子貼
於腰部以雙手支撐，身體則向後倒下。
以棒子將腰部向上撐起。

●使腰部和股關節柔軟化的運動

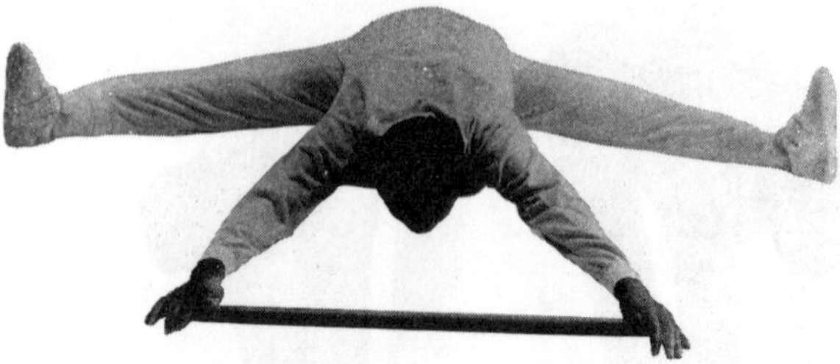

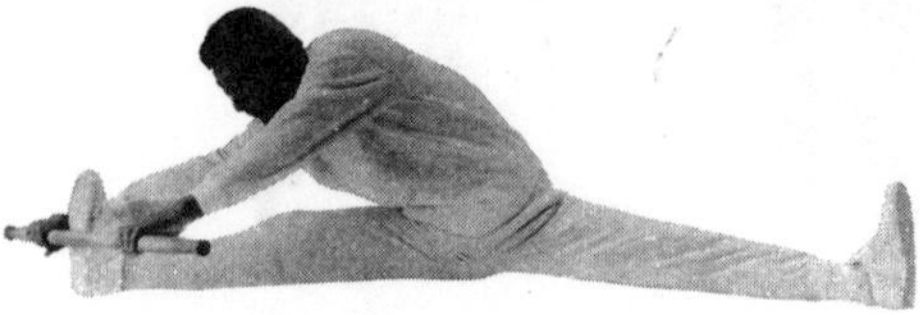

坐在床上，兩腳向左右兩邊完全張開。一面將
棒子向前推出去，一面使身體向前彎曲。

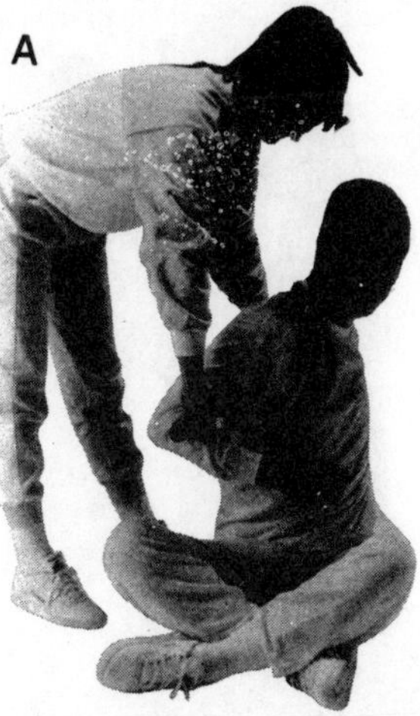

●扭轉身體的運動

盤腿而坐，將棒子以手肘支撐貼在背後。Ａ從後方站在兩側握著棒子向左右兩邊扭動。

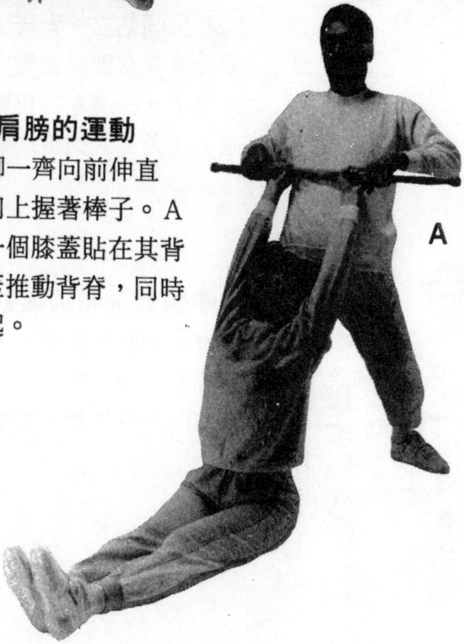

●拉直背和肩膀的運動

坐在床上雙腳一齊向前伸直手臂伸直而向上握著棒子。Ａ站在後面，一個膝蓋貼在其背脊，再以膝蓋推動背脊，同時把棒向上提起。

●扭動身體的運動

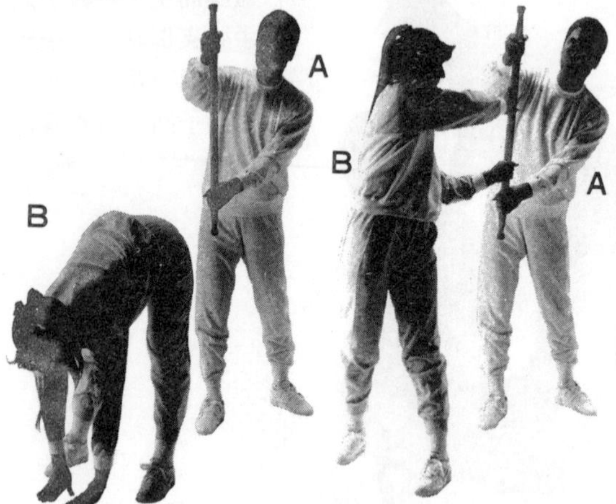

兩腳張開站立。緊接著A將棒子豎著握著。B則將身體向前彎曲而以手撐床。一邊左右扭動一邊轉動身體。然後二人交替地握持棒子。

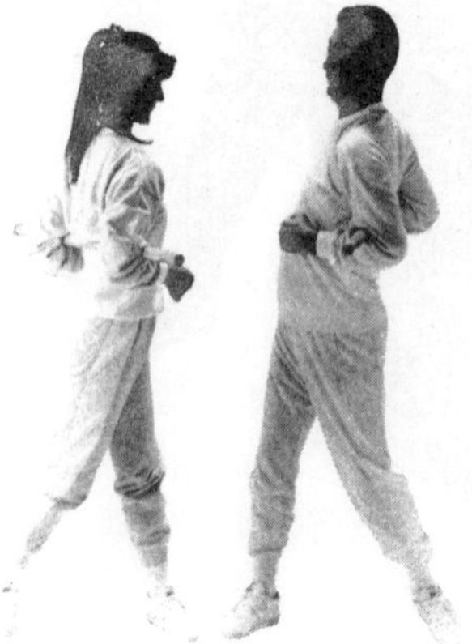

●扭動身體的運動

將棒子置於背後，再以兩手肘支撐（夾著）棒子。上半身大幅度地向左右扭動，雙腳則不移動。

增強體力的運動

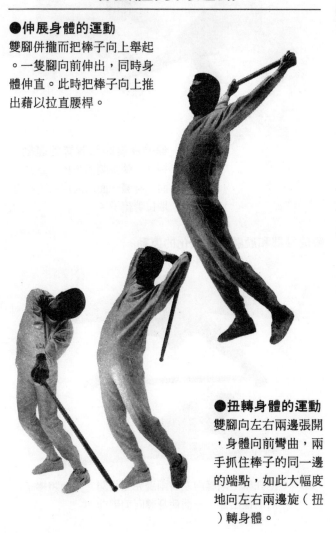

●伸展身體的運動

雙腳併攏而把棒子向上舉起。一隻腳向前伸出，同時身體伸直。此時把棒子向上推出藉以拉直腰桿。

●扭轉身體的運動

雙腳向左右兩邊張開，身體向前彎曲，兩手抓住棒子的同一邊的端點，如此大幅度地向左右兩邊旋（扭）轉身體。

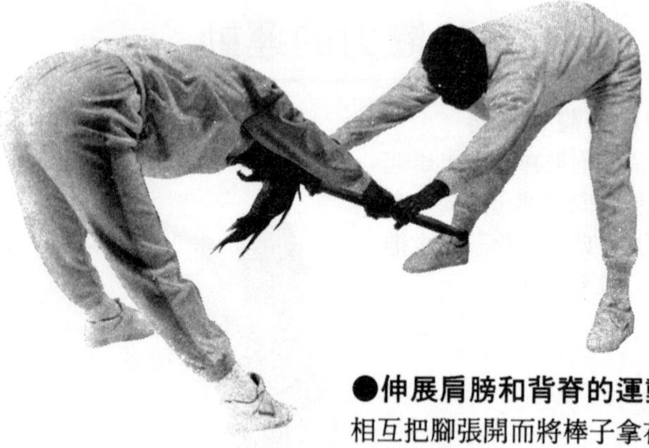

●伸展肩膀和背脊的運動

相互把腳張開而將棒子拿在前面，身體一面向前倒一面相互地拉著棒子。

●使腰部和股關節柔軟化的運動

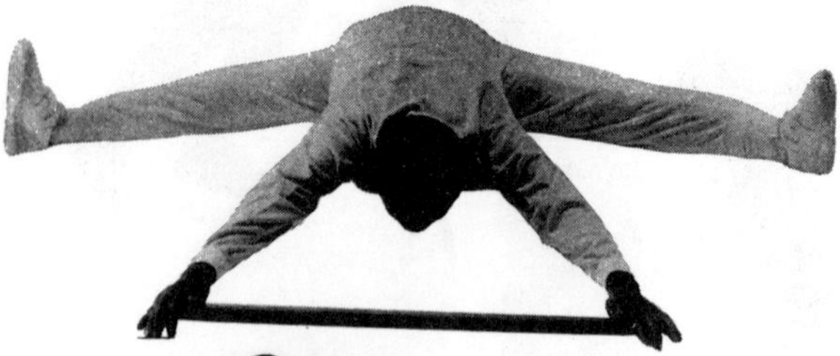

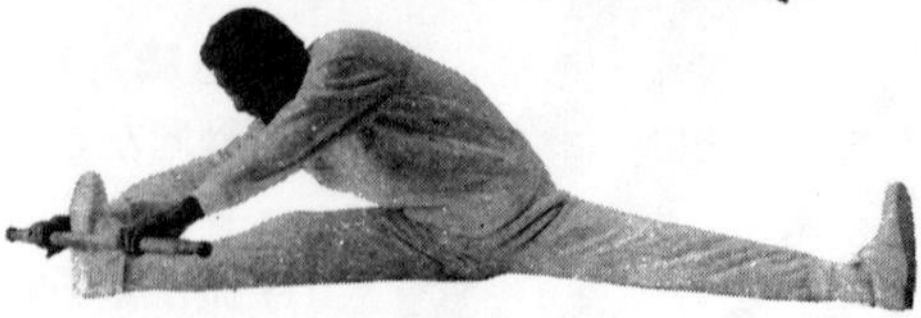

坐在床上兩腳向左右兩邊完全張開。一面將棒子向前推出去，一面使身體向前彎曲。

●扭動身體的運動

將棒子放在床上，從直立的姿勢開始讓身體向前彎下，而取棒子。同時一面扭轉身體，一面向左右兩邊交替放置。

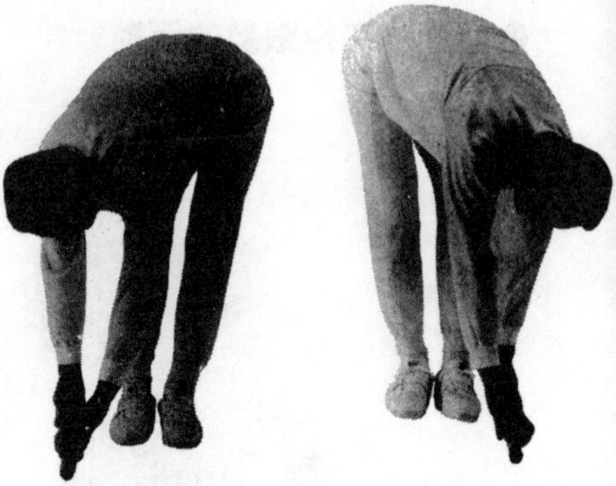

●增加腳力的運動

將背貼於床上，膝蓋深深地彎曲，將兩腳掌架在棍上拉動棒子，再以腳底推出棒子。

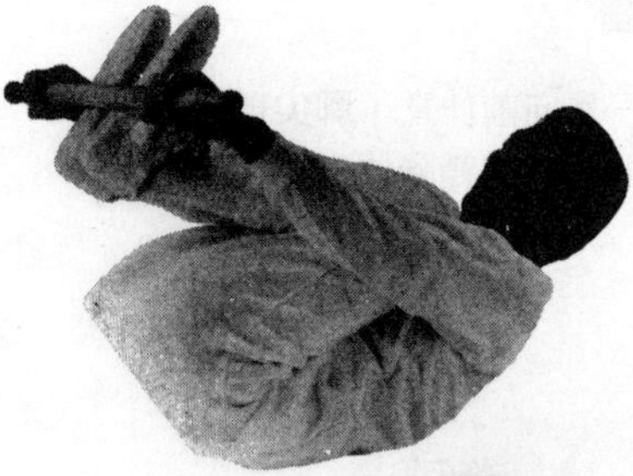

●使腰部柔軟而伸直兩腳的運動

坐在床上，兩腳向前伸。拿著棒子貼近足踝。將身體向後倒下，腰部上揚，兩腳伸直。

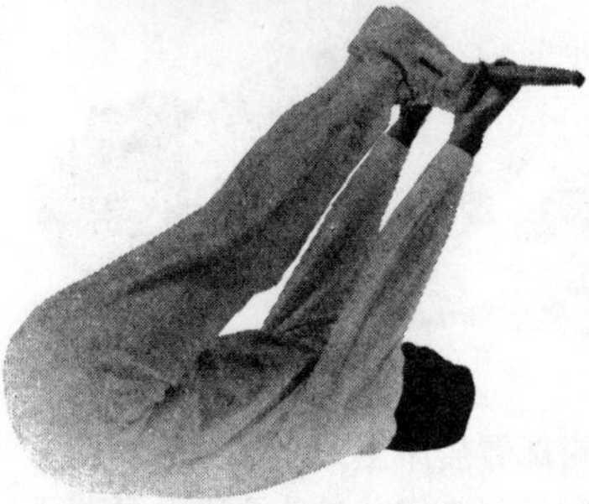

●伸展腳和後跟腱的運動

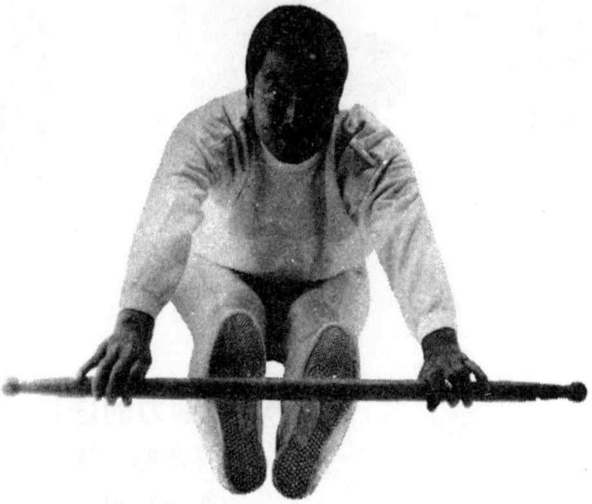

坐在地上將雙腳一齊向前伸直，腳尖頂住棒子，向後拉引的同時，把雙腳伸直。

●伸展腰部的運動

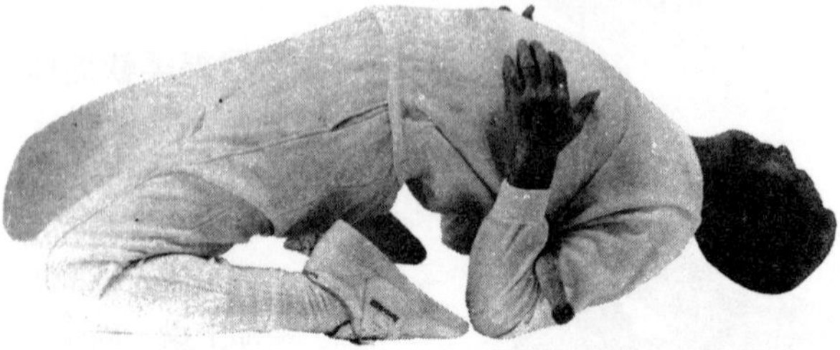

雙腳張開，將臀部置於床上（雙腳中間）而坐下。將棒子以手肘支撐貼於背脊後，身體向後倒下，以棒子將背脊向上撐起。

●扭動身體的運動

將棒子置於背後，再以兩手肘支撐（夾著）棒子。上半身大幅度地向左右兩邊扭動。雙腳則不移動。

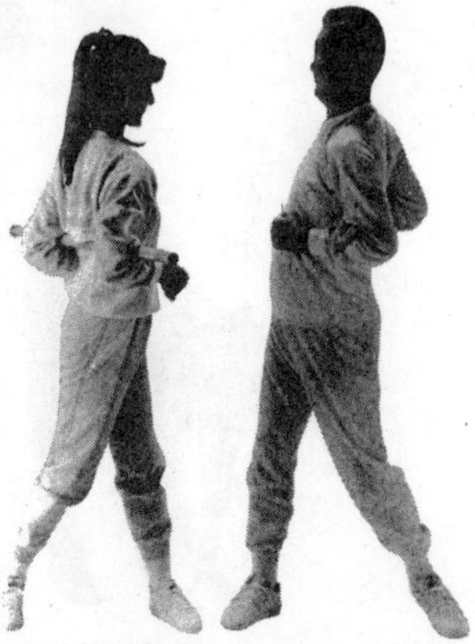

●擴胸運動

A

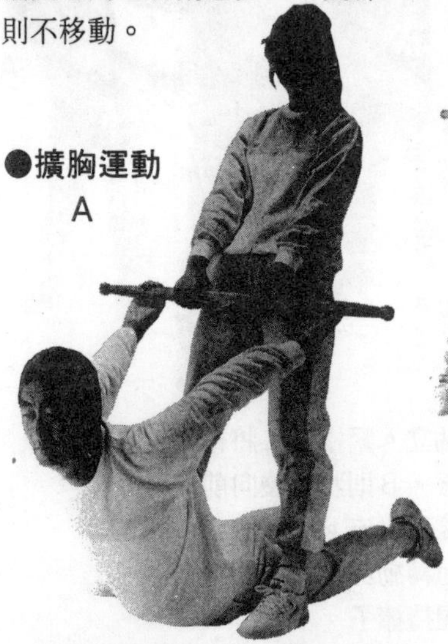

向下俯臥將棒子拿在背後。A張開兩腳（握住棒子的內側）然後以整個身體將棒子向上拉起。

●頸部肌肉的運動

將棒子貼在頸後拿著。用棒子按壓頸子再同時按摩著（向後，向左右）。

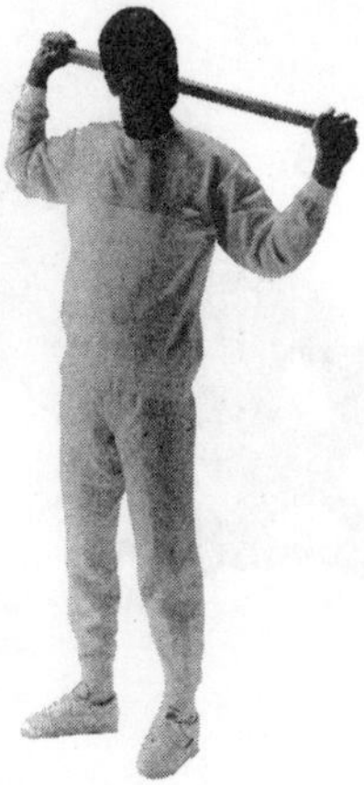

●扭動身體的運動

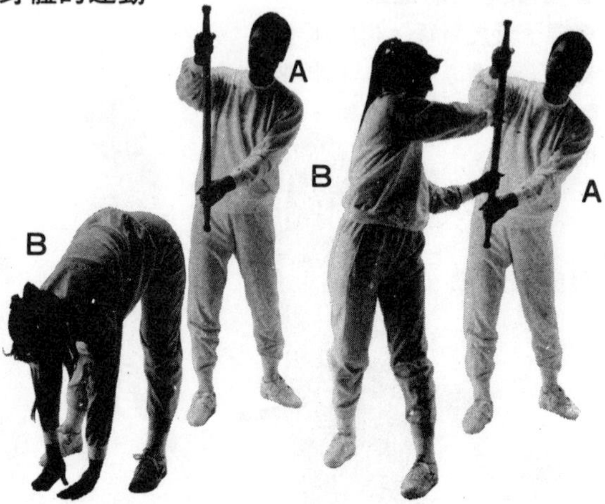

兩腳張開站立。緊接著A將棒子豎直拿著。B則將身體向前彎曲而以雙手撐床。一面左右扭動，一面轉動身體。然後兩人交替地握持棒子。

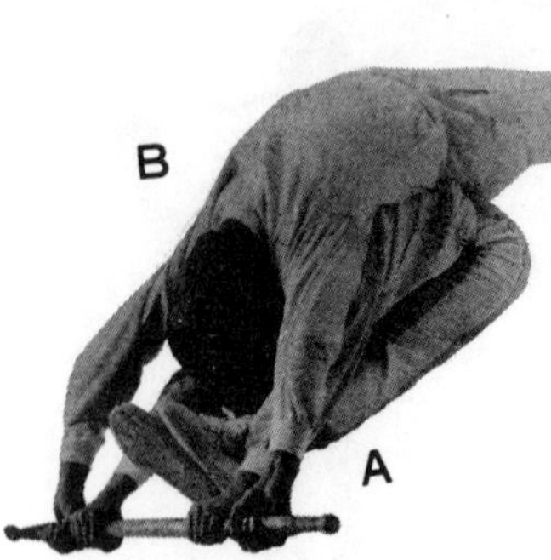

●柔軟地伸展身體的運動

相互地背貼著背，把腳向前伸直，將棒子互相地向上拿著。A的腳不彎曲，但身體儘量向前彎曲。B則一面伸展身體，一面壓在A的背上。

●讓身體朝一側伸直的運動

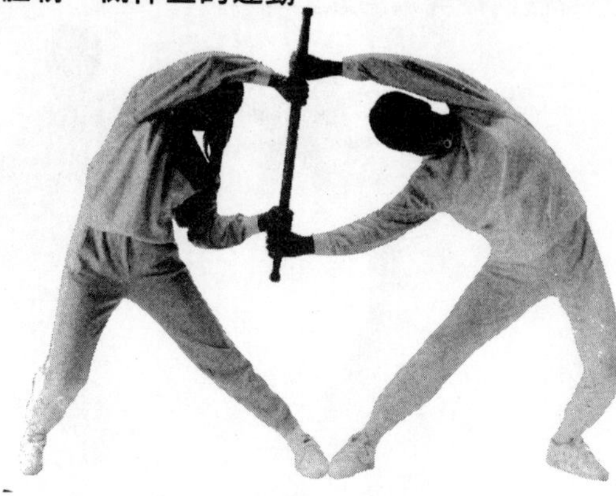

相互地雙腳向左右張開，將棒子拿在二人之間。
伸直內側的腳而二人互相地拉引棒子。

●讓身體延展的運動

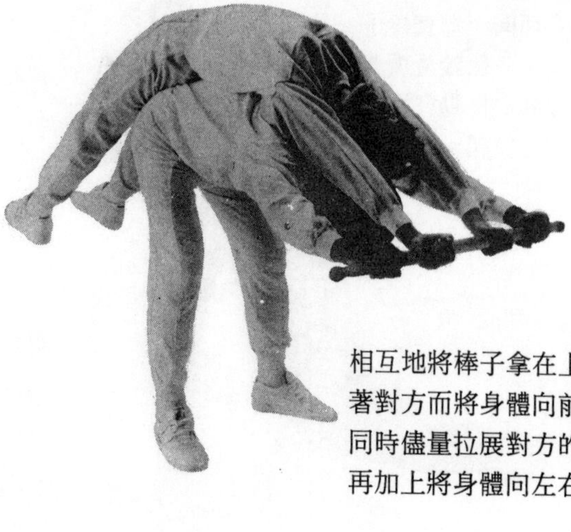

相互地將棒子拿在上空，背著對方而將身體向前彎曲，同時儘量拉展對方的身體。再加上將身體向左右擺動。

●把身體向後弄彎的運動

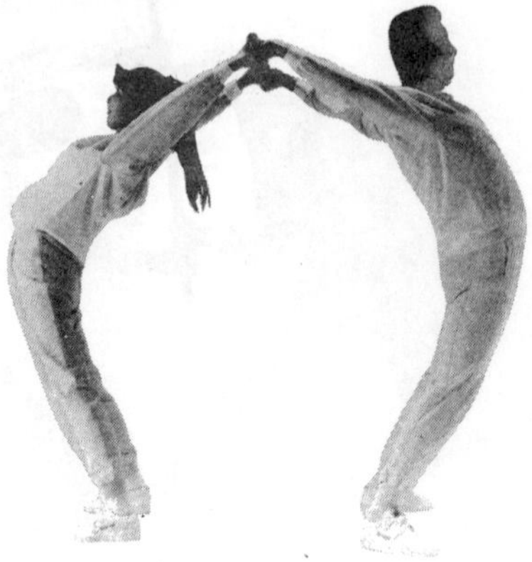

相互背對背地站立。互相將棒子拿在上空。靜靜地緩緩將身體向後彎曲。

●拉直背脊和肩膀的運動

坐在床上，雙腳一齊向前伸直。手臂伸直而向上握著棒子。A站在後面，一個膝蓋頂著其背脊，再以膝蓋推動脊椎，同時將棒子向上拉起。

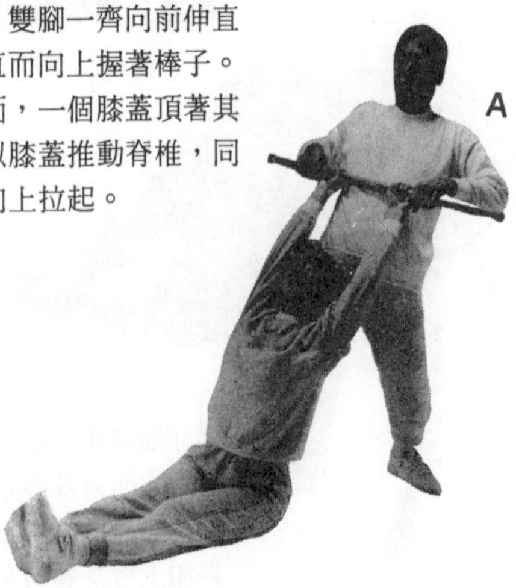

A

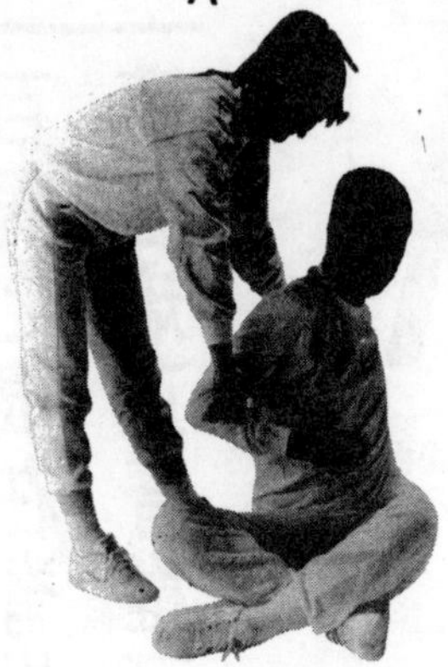

●扭轉身體的運動

盤腿而坐，將棒子以手肘支撐貼在背後。A從後方站於兩側握著棒子向左右兩邊扭動。

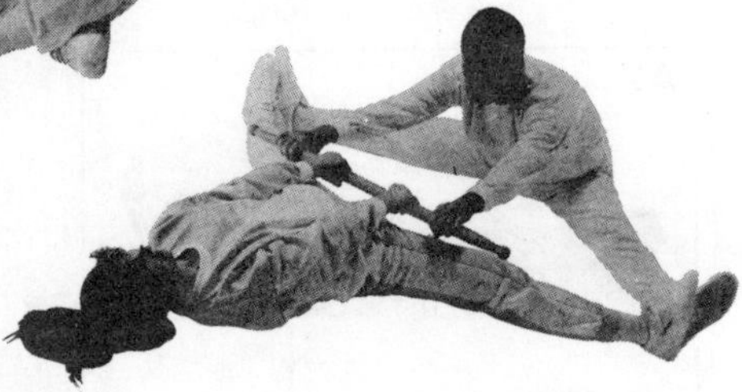

●伸展背脊和股間的運動

相互地坐著而兩腳向左右儘量打開，兩腳掌接合。將棒子拿在前面而倒臥床上，同時用力拉引。（交替地互相拉引棒子）

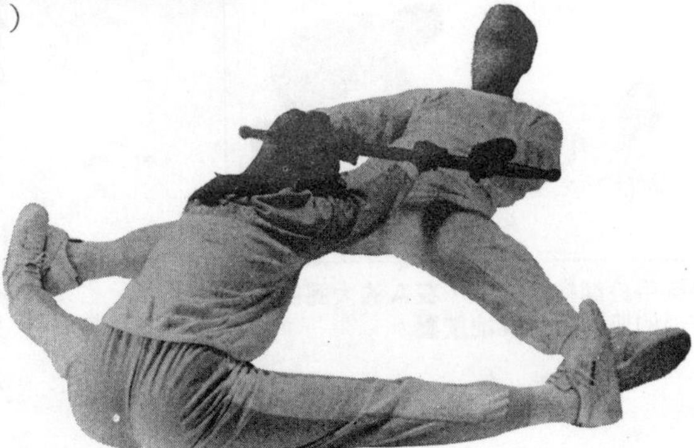

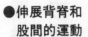

百病之根在脊椎、頸椎、腰椎無法吻合!!

藉著矯正脊椎可以治癒百病

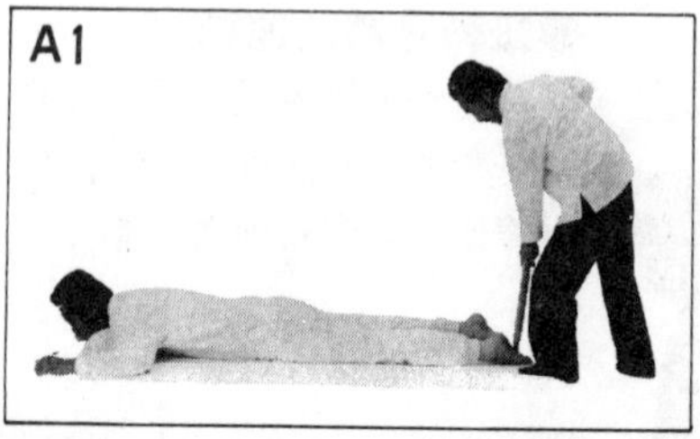

在接受者A情緒很好或能接受的範圍內，治療者B以棒的一端按壓A的腳底穴道及體內的反射地帶。

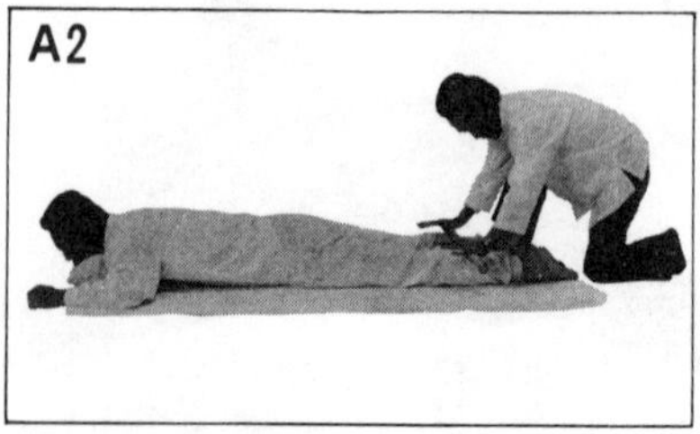

B分開兩手握著棒子，輕輕地按壓著A的小腿肚的肌肉上。

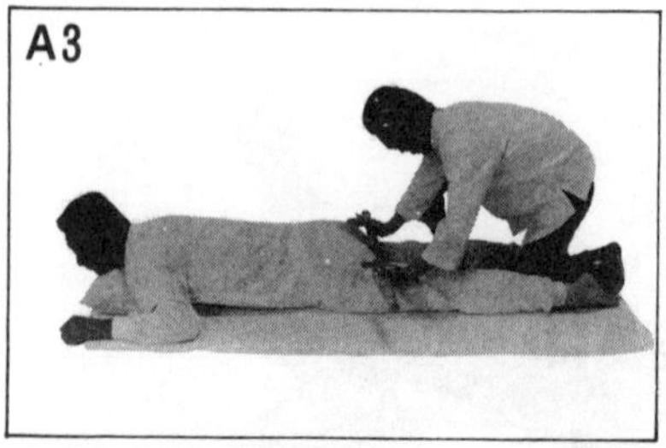

B兩手分開握著棒子，在A的大腿肚上及臀部的肌肉上輕輕地按壓。

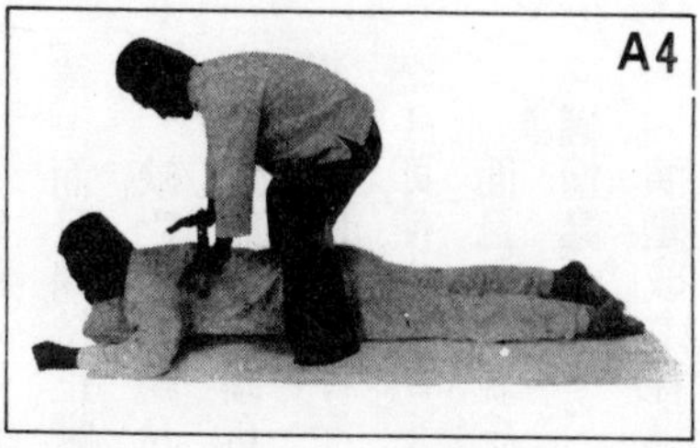

B以雙手握持棒子，以適當的間隔，在A的背上從上到下輕輕地按壓。（絕不可在背脊椎上加重壓力）

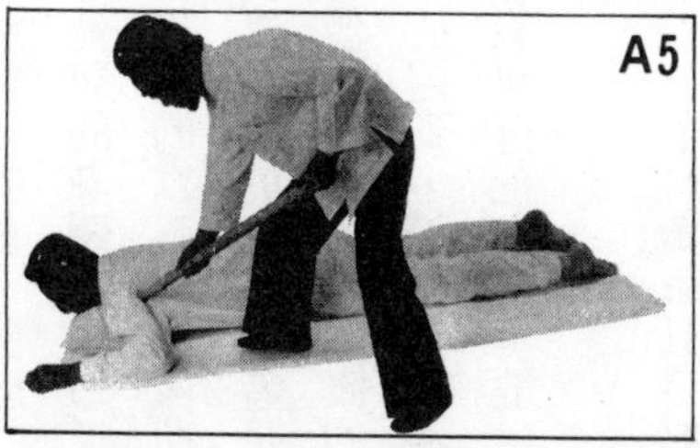

B用棒子的一頭按壓A的上臂的根部及肩胛骨前端的肩頭附近的肌肉。

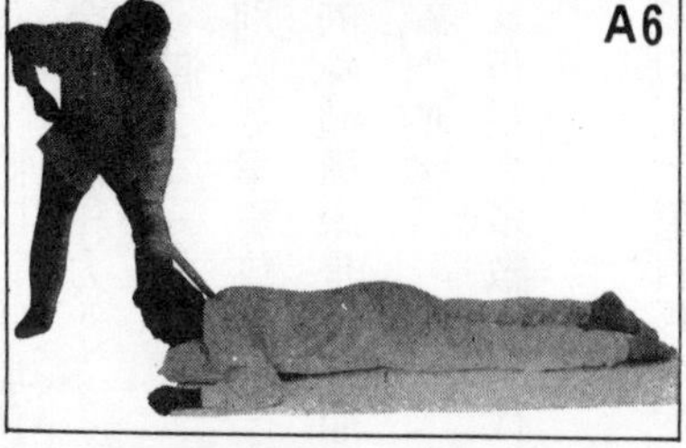

在A感到舒適的狀態上，B以棒子的一端按壓A的肩膀和脖子下部的肌肉。

後記

人類的身體就好比是股份有限公司。在公司裡有經理、有總務、有庶務、營業部、宣傳部等等的部署。由於這些都沒故障而順利執行工作之後，才能夠維持住公司的財產。

人類的身體也是一樣。運動、飲食、性慾的發洩、休息、睡眠等等能使這些生活運作規律，而且保持正常才是真正健康的身體。亦即二者同時合稱為總和力。

缺乏這個總合力就是現代人的寫照。好像即將要破產的公司一樣。

例如：的確有愛護公司之精神的人，或者是希望比別人更早發跡的人，照理說絕對不會犯遲到的毛病；至於人體希望能有真正的健康的人，他的身體應該是健康而不是懶懶散散的吧！即使在公司上班也不致於遲到，工作也絕不會偷工減料的。

而且是個規規矩矩，有規律有正常節奏地生活的人。但是大多數的現代人都做不到那點。懶惰蟲一個。

演變成這種懶惰的日本人，平均壽命似乎都在八十歲以上。還真長命呢！但是也有學者警告說：話雖如此，二十年後的平均壽命將比現在更縮短十歲以上。這是事實。

醫療體制只限於此地調整之後，結果覺得無端地愈來愈害怕壽命的減短。對身體邋裡邋遢地毫不吝惜的情形，又回到生活中來了。

若就這樣下去的話，將會在令世人咋舌之下崩潰的。「想過著幸福的人生、想擁有個幸福的家庭！」這是誰都抱持著的美夢。為了在現實中真能實現這美夢，是否必須作些什麼呢？此刻還不是到了該動手去做的時候嗎？

我想對自己的身體不是非常珍惜愛護的人，是即使對於別人也是漠不關心、而凡事都不會用心去做的人。既然對自己的一切都不肯照料，又怎麼會照顧別人的事呢？

看看現在的日本人！即使是看到了一手抱著吃奶的孩子，一手拿著行李的母親，大家卻裝作不知道。為什麼呢？不肯伸出援手！是感恩的心不夠！對自己的身體也好、對社會也好、對上司、長輩也好，都應該心存：

「感謝的念頭」。難道教導人們這些道理不是一種教育嗎？

看看飛雁！看看鴨子！看看白鶴！全都是同心協力而群居生活。現代人卻比鳥都還不如。

對他人的關懷、對社會的關懷、它的根本乃在於確實做好自己的健康管理、從關心自己身體開始做起。

不健康的社會，對自己也好，對他人也好，都是不健康的情況：漠不關心、無動於衷、失去關懷，就是這麽一個社會。

要恢復健康！成為一個真正健康的人，想恢復對自己身體能細微照顧的有用的感覺。這麽一來就應該會變成一個對他人也好都會給予關懷的人。

「關心人生！」「關心社會！」「關心長輩！」然後才會比什麽都「關心」自己。

通過健康而暖和，的確希望創造一個肌膚有溫暖的健康社會。我打從心底這麽認為。

大展出版社有限公司 圖書目錄

地址：台北市北投區(石牌)
致遠一路二段12巷1號
郵撥：0166955～1

電話：(02)28236031
28236033
傳真：(02)28272069

・法律專欄連載・電腦編號 58

台大法學院 法律學系／策劃
法律服務社／編著

1.	別讓您的權利睡著了 1	200元
2.	別讓您的權利睡著了 2	200元

・秘傳占卜系列・電腦編號 14

1.	手相術	淺野八郎著	180元
2.	人相術	淺野八郎著	150元
3.	西洋占星術	淺野八郎著	180元
4.	中國神奇占卜	淺野八郎著	150元
5.	夢判斷	淺野八郎著	150元
6.	前世、來世占卜	淺野八郎著	150元
7.	法國式血型學	淺野八郎著	150元
8.	靈感、符咒學	淺野八郎著	150元
9.	紙牌占卜學	淺野八郎著	150元
10.	ESP超能力占卜	淺野八郎著	150元
11.	猶太數的秘術	淺野八郎著	150元
12.	新心理測驗	淺野八郎著	160元
13.	塔羅牌預言秘法	淺野八郎著	200元

・趣味心理講座・電腦編號 15

1.	性格測驗① 探索男與女	淺野八郎著	140元
2.	性格測驗② 透視人心奧秘	淺野八郎著	140元
3.	性格測驗③ 發現陌生的自己	淺野八郎著	140元
4.	性格測驗④ 發現你的真面目	淺野八郎著	140元
5.	性格測驗⑤ 讓你們吃驚	淺野八郎著	140元
6.	性格測驗⑥ 洞穿心理盲點	淺野八郎著	140元
7.	性格測驗⑦ 探索對方心理	淺野八郎著	140元
8.	性格測驗⑧ 由吃認識自己	淺野八郎著	160元
9.	性格測驗⑨ 戀愛知多少	淺野八郎著	160元
10.	性格測驗⑩ 由裝扮瞭解人心	淺野八郎著	160元

11.	性格測驗⑪ 敲開內心玄機	淺野八郎著	140元
12.	性格測驗⑫ 透視你的未來	淺野八郎著	160元
13.	血型與你的一生	淺野八郎著	160元
14.	趣味推理遊戲	淺野八郎著	160元
15.	行為語言解析	淺野八郎著	160元

・婦幼天地・電腦編號 16

1.	八萬人減肥成果	黃靜香譯	180元
2.	三分鐘減肥體操	楊鴻儒譯	150元
3.	窈窕淑女美髮秘訣	柯素娥譯	130元
4.	使妳更迷人	成　玉譯	130元
5.	女性的更年期	官舒妍編譯	160元
6.	胎內育兒法	李玉瓊編譯	150元
7.	早產兒袋鼠式護理	唐岱蘭譯	200元
8.	初次懷孕與生產	婦幼天地編譯組	180元
9.	初次育兒12個月	婦幼天地編譯組	180元
10.	斷乳食與幼兒食	婦幼天地編譯組	180元
11.	培養幼兒能力與性向	婦幼天地編譯組	180元
12.	培養幼兒創造力的玩具與遊戲	婦幼天地編譯組	180元
13.	幼兒的症狀與疾病	婦幼天地編譯組	180元
14.	腿部苗條健美法	婦幼天地編譯組	180元
15.	女性腰痛別忽視	婦幼天地編譯組	150元
16.	舒展身心體操術	李玉瓊編譯	130元
17.	三分鐘臉部體操	趙薇妮著	160元
18.	生動的笑容表情術	趙薇妮著	160元
19.	心曠神怡減肥法	川津祐介著	130元
20.	內衣使妳更美麗	陳玄茹譯	130元
21.	瑜伽美姿美容	黃靜香編著	180元
22.	高雅女性裝扮學	陳珮玲譯	180元
23.	蠶糞肌膚美顏法	坂梨秀子著	160元
24.	認識妳的身體	李玉瓊譯	160元
25.	產後恢復苗條體態	居理安・芙萊喬著	200元
26.	正確護髮美容法	山崎伊久江著	180元
27.	安琪拉美姿養生學	安琪拉蘭斯博瑞著	180元
28.	女體性醫學剖析	增田豐著	220元
29.	懷孕與生產剖析	岡部綾子著	180元
30.	斷奶後的健康育兒	東城百合子著	220元
31.	引出孩子幹勁的責罵藝術	多湖輝著	170元
32.	培養孩子獨立的藝術	多湖輝著	170元
33.	子宮肌瘤與卵巢囊腫	陳秀琳編著	180元
34.	下半身減肥法	納他夏・史達賓著	180元
35.	女性自然美容法	吳雅菁編著	180元
36.	再也不發胖	池園悅太郎著	170元

37. 生男生女控制術	中垣勝裕著	220 元
38. 使妳的肌膚更亮麗	楊　皓編著	170 元
39. 臉部輪廓變美	芝崎義夫著	180 元
40. 斑點、皺紋自己治療	高須克彌著	180 元
41. 面皰自己治療	伊藤雄康著	180 元
42. 隨心所欲瘦身冥想法	原久子著	180 元
43. 胎兒革命	鈴木丈織著	180 元
44. NS 磁氣平衡法塑造窈窕奇蹟	古屋和江著	180 元
45. 享瘦從腳開始	山田陽子著	180 元
46. 小改變瘦 4 公斤	宮本裕子著	180 元
47. 軟管減肥瘦身	高橋輝男著	180 元
48. 海藻精神秘美容法	劉名揚編著	180 元
49. 肌膚保養與脫毛	鈴木真理著	180 元
50. 10 天減肥 3 公斤	彤雲編輯組	180 元
51. 穿出自己的品味	西村玲子著	280 元

・青 春 天 地・電腦編號 17

1. A 血型與星座	柯素娥編譯	160 元
2. B 血型與星座	柯素娥編譯	160 元
3. O 血型與星座	柯素娥編譯	160 元
4. AB 血型與星座	柯素娥編譯	120 元
5. 青春期性教室	呂貴嵐編譯	130 元
6. 事半功倍讀書法	王毅希編譯	150 元
7. 難解數學破題	宋釗宜編譯	130 元
9. 小論文寫作秘訣	林顯茂編譯	120 元
11. 中學生野外遊戲	熊谷康編著	120 元
12. 恐怖極短篇	柯素娥編譯	130 元
13. 恐怖夜話	小毛驢編譯	130 元
14. 恐怖幽默短篇	小毛驢編譯	120 元
15. 黑色幽默短篇	小毛驢編譯	120 元
16. 靈異怪談	小毛驢編譯	130 元
17. 錯覺遊戲	小毛驢編著	130 元
18. 整人遊戲	小毛驢編著	150 元
19. 有趣的超常識	柯素娥編譯	130 元
20. 哦！原來如此	林慶旺編譯	130 元
21. 趣味競賽 100 種	劉名揚編譯	120 元
22. 數學謎題入門	宋釗宜編譯	150 元
23. 數學謎題解析	宋釗宜編譯	150 元
24. 透視男女心理	林慶旺編譯	120 元
25. 少女情懷的自白	李桂蘭編譯	120 元
26. 由兄弟姊妹看命運	李玉瓊編譯	130 元
27. 趣味的科學魔術	林慶旺編譯	150 元
28. 趣味的心理實驗室	李燕玲編譯	150 元

29.愛與性心理測驗	小毛驢編譯	130元
30.刑案推理解謎	小毛驢編譯	130元
31.偵探常識推理	小毛驢編譯	130元
32.偵探常識解謎	小毛驢編譯	130元
33.偵探推理遊戲	小毛驢編譯	130元
34.趣味的超魔術	廖玉山編著	150元
35.趣味的珍奇發明	柯素娥編著	150元
36.登山用具與技巧	陳瑞菊編著	150元
37.性的漫談	蘇燕謀編著	180元
38.無的漫談	蘇燕謀編著	180元
39.黑色漫談	蘇燕謀編著	180元
40.白色漫談	蘇燕謀編著	180元

·健康天地· 電腦編號 18

1. 壓力的預防與治療	柯素娥編譯	130元
2. 超科學氣的魔力	柯素娥編譯	130元
3. 尿療法治病的神奇	中尾良一著	130元
4. 鐵證如山的尿療法奇蹟	廖玉山譯	120元
5. 一日斷食健康法	葉慈容編譯	150元
6. 胃部強健法	陳炳崑譯	120元
7. 癌症早期檢查法	廖松濤譯	160元
8. 老人痴呆症防止法	柯素娥編譯	130元
9. 松葉汁健康飲料	陳麗芬編譯	130元
10.揉肚臍健康法	永井秋夫著	150元
11.過勞死、猝死的預防	卓秀貞編譯	130元
12.高血壓治療與飲食	藤山順豐著	150元
13.老人看護指南	柯素娥編譯	150元
14.美容外科淺談	楊啟宏著	150元
15.美容外科新境界	楊啟宏著	150元
16.鹽是天然的醫生	西英司郎著	140元
17.年輕十歲不是夢	梁瑞麟譯	200元
18.茶料理治百病	桑野和民著	180元
19.綠茶治病寶典	桑野和民著	150元
20.杜仲茶養顏減肥法	西田博著	150元
21.蜂膠驚人療效	瀨長良三郎著	180元
22.蜂膠治百病	瀨長良三郎著	180元
23.醫藥與生活(一)	鄭炳全著	180元
24.鈣長生寶典	落合敏著	180元
25.大蒜長生寶典	木下繁太郎著	160元
26.居家自我健康檢查	石川恭三著	160元
27.永恆的健康人生	李秀鈴譯	200元
28.大豆卵磷脂長生寶典	劉雪卿譯	150元
29.芳香療法	梁艾琳譯	160元

30. 醋長生寶典	柯素娥譯	180 元
31. 從星座透視健康	席拉・吉蒂斯著	180 元
32. 愉悅自在保健學	野本二士夫著	160 元
33. 裸睡健康法	丸山淳士等著	160 元
34. 糖尿病預防與治療	藤田順豐著	180 元
35. 維他命長生寶典	菅原明子著	180 元
36. 維他命 C 新效果	鐘文訓編	150 元
37. 手、腳病理按摩	堤芳朗著	160 元
38. AIDS 瞭解與預防	彼得塔歇爾著	180 元
39. 甲殼質殼聚糖健康法	沈永嘉譯	160 元
40. 神經痛預防與治療	木下真男著	160 元
41. 室內身體鍛鍊法	陳炳崑編著	160 元
42. 吃出健康藥膳	劉大器編著	180 元
43. 自我指壓術	蘇燕謀編著	160 元
44. 紅蘿蔔汁斷食療法	李玉瓊編著	150 元
45. 洗心術健康秘法	竺翠萍編譯	170 元
46. 枇杷葉健康療法	柯素娥編譯	180 元
47. 抗衰血癒	楊啟宏著	180 元
48. 與癌搏鬥記	逸見政孝著	180 元
49. 冬蟲夏草長生寶典	高橋義博著	170 元
50. 痔瘡・大腸疾病先端療法	宮島伸宜著	180 元
51. 膠布治癒頑固慢性病	加瀨建造著	180 元
52. 芝麻神奇健康法	小林貞作著	170 元
53. 香煙能防止癡呆？	高田明和著	180 元
54. 穀菜食治癌療法	佐藤成志著	180 元
55. 貼藥健康法	松原英多著	180 元
56. 克服癌症調和道呼吸法	帶津良一著	180 元
57. B 型肝炎預防與治療	野村喜重郎著	180 元
58. 青春永駐養生導引術	早島正雄著	180 元
59. 改變呼吸法創造健康	原久子著	180 元
60. 荷爾蒙平衡養生秘訣	出村博著	180 元
61. 水美肌健康法	井戶勝富著	170 元
62. 認識食物掌握健康	廖梅珠編著	170 元
63. 痛風劇痛消除法	鈴木吉彥著	180 元
64. 酸莖菌驚人療效	上田明彥著	180 元
65. 大豆卵磷脂治現代病	神津健一著	200 元
66. 時辰療法—危險時刻凌晨 4 時	呂建強等著	180 元
67. 自然治癒力提升法	帶津良一著	180 元
68. 巧妙的氣保健法	藤平墨子著	180 元
69. 治癒 C 型肝炎	熊田博光著	180 元
70. 肝臟病預防與治療	劉名揚編著	180 元
71. 腰痛平衡療法	荒井政信著	180 元
72. 根治多汗症、狐臭	稻葉益巳著	220 元
73. 40 歲以後的骨質疏鬆症	沈永嘉譯	180 元

74. 認識中藥　松下一成著　180 元
75. 認識氣的科學　佐佐木茂美著　180 元
76. 我戰勝了癌症　安田伸著　180 元
77. 斑點是身心的危險信號　中野進著　180 元
78. 艾波拉病毒大震撼　玉川重德著　180 元
79. 重新還我黑髮　桑名隆一郎著　180 元
80. 身體節律與健康　林博史著　180 元
81. 生薑治萬病　石原結實著　180 元
82. 靈芝治百病　陳瑞東著　180 元
83. 木炭驚人的威力　大槻彰著　200 元
84. 認識活性氧　井土貴司著　180 元
85. 深海鮫治百病　廖玉山編著　180 元
86. 神奇的蜂王乳　井上丹治著　180 元
87. 卡拉 OK 健腦法　東潔著　180 元
88. 卡拉 OK 健康法　福田伴男著　180 元
89. 醫藥與生活(二)　鄭炳全著　200 元
90. 洋蔥治百病　宮尾興平著　180 元
91. 年輕 10 歲快步健康法　石塚忠雄著　180 元
92. 石榴的驚人神效　岡本順子著　180 元
93. 飲料健康法　白鳥早奈英著　180 元
94. 健康棒體操　劉名揚編譯　180 元
95. 催眠健康法　蕭京凌編著　180 元

・實用女性學講座・電腦編號 19

1. 解讀女性內心世界　島田一男著　150 元
2. 塑造成熟的女性　島田一男著　150 元
3. 女性整體裝扮學　黃靜香編著　180 元
4. 女性應對禮儀　黃靜香編著　180 元
5. 女性婚前必修　小野十傳著　200 元
6. 徹底瞭解女人　田口二州著　180 元
7. 拆穿女性謊言 88 招　島田一男著　200 元
8. 解讀女人心　島田一男著　200 元
9. 俘獲女性絕招　志賀貢著　200 元
10. 愛情的壓力解套　中村理英子著　200 元
11. 妳是人見人愛的女孩　廖松濤編著　200 元

・校園系列・電腦編號 20

1. 讀書集中術　多湖輝著　150 元
2. 應考的訣竅　多湖輝著　150 元
3. 輕鬆讀書贏得聯考　多湖輝著　150 元
4. 讀書記憶秘訣　多湖輝著　150 元

5. 視力恢復！超速讀術	江錦雲譯	180 元
6. 讀書 36 計	黃柏松編著	180 元
7. 驚人的速讀術	鐘文訓編著	170 元
8. 學生課業輔導良方	多湖輝著	180 元
9. 超速讀超記憶法	廖松濤編著	180 元
10. 速算解題技巧	宋釗宜編著	200 元
11. 看圖學英文	陳炳崑編著	200 元
12. 讓孩子最喜歡數學	沈永嘉譯	180 元
13. 催眠記憶術	林碧清譯	180 元

・實用心理學講座・電腦編號 21

1. 拆穿欺騙伎倆	多湖輝著	140 元
2. 創造好構想	多湖輝著	140 元
3. 面對面心理術	多湖輝著	160 元
4. 偽裝心理術	多湖輝著	140 元
5. 透視人性弱點	多湖輝著	140 元
6. 自我表現術	多湖輝著	180 元
7. 不可思議的人性心理	多湖輝著	180 元
8. 催眠術入門	多湖輝著	150 元
9. 責罵部屬的藝術	多湖輝著	150 元
10. 精神力	多湖輝著	150 元
11. 厚黑說服術	多湖輝著	150 元
12. 集中力	多湖輝著	150 元
13. 構想力	多湖輝著	150 元
14. 深層心理術	多湖輝著	160 元
15. 深層語言術	多湖輝著	160 元
16. 深層說服術	多湖輝著	180 元
17. 掌握潛在心理	多湖輝著	160 元
18. 洞悉心理陷阱	多湖輝著	180 元
19. 解讀金錢心理	多湖輝著	180 元
20. 拆穿語言圈套	多湖輝著	180 元
21. 語言的內心玄機	多湖輝著	180 元
22. 積極力	多湖輝著	180 元

・超現實心理講座・電腦編號 22

1. 超意識覺醒法	詹蔚芬編譯	130 元
2. 護摩秘法與人生	劉名揚編譯	130 元
3. 秘法！超級仙術入門	陸明譯	150 元
4. 給地球人的訊息	柯素娥編著	150 元
5. 密教的神通力	劉名揚編著	130 元
6. 神秘奇妙的世界	平川陽一著	200 元

7. 地球文明的超革命	吳秋嬌譯	200元
8. 力量石的秘密	吳秋嬌譯	180元
9. 超能力的靈異世界	馬小莉譯	200元
10. 逃離地球毀滅的命運	吳秋嬌譯	200元
11. 宇宙與地球終結之謎	南山宏著	200元
12. 驚世奇功揭秘	傅起鳳著	200元
13. 啟發身心潛力心象訓練法	栗田昌裕著	180元
14. 仙道術遁甲法	高藤聰一郎著	220元
15. 神通力的秘密	中岡俊哉著	180元
16. 仙人成仙術	高藤聰一郎著	200元
17. 仙道符咒氣功法	高藤聰一郎著	220元
18. 仙道風水術尋龍法	高藤聰一郎著	200元
19. 仙道奇蹟超幻像	高藤聰一郎著	200元
20. 仙道鍊金術房中法	高藤聰一郎著	200元
21. 奇蹟超醫療治癒難病	深野一幸著	220元
22. 揭開月球的神秘力量	超科學研究會	180元
23. 西藏密教奧義	高藤聰一郎著	250元
24. 改變你的夢術入門	高藤聰一郎著	250元

·養 生 保 健· 電腦編號 23

1. 醫療養生氣功	黃孝寬著	250元
2. 中國氣功圖譜	余功保著	230元
3. 少林醫療氣功精粹	井玉蘭著	250元
4. 龍形實用氣功	吳大才等著	220元
5. 魚戲增視強身氣功	宮 嬰著	220元
6. 嚴新氣功	前新培金著	250元
7. 道家玄牝氣功	張 章著	200元
8. 仙家秘傳袪病功	李遠國著	160元
9. 少林十大健身功	秦慶豐著	180元
10. 中國自控氣功	張明武著	250元
11. 醫療防癌氣功	黃孝寬著	250元
12. 醫療強身氣功	黃孝寬著	250元
13. 醫療點穴氣功	黃孝寬著	250元
14. 中國八卦如意功	趙維漢著	180元
15. 正宗馬禮堂養氣功	馬禮堂著	420元
16. 秘傳道家筋經內丹功	王慶餘著	280元
17. 三元開慧功	辛桂林著	250元
18. 防癌治癌新氣功	郭 林著	180元
19. 禪定與佛家氣功修煉	劉天君著	200元
20. 顛倒之術	梅自強著	360元
21. 簡明氣功辭典	吳家駿編	360元
22. 八卦三合功	張全亮著	230元
23. 朱砂掌健身養生功	楊永著	250元

24. 抗老功	陳九鶴著	230 元
25. 意氣按穴排濁自療法	黃啟運編著	250 元
26. 陳式太極拳養生功	陳正雷著	200 元
27. 健身祛病小功法	王培生著	200 元

・社會人智囊・電腦編號 24

1. 糾紛談判術	清水增三著	160 元
2. 創造關鍵術	淺野八郎著	150 元
3. 觀人術	淺野八郎著	180 元
4. 應急詭辯術	廖英迪編著	160 元
5. 天才家學習術	木原武一著	160 元
6. 貓型狗式鑑人術	淺野八郎著	180 元
7. 逆轉運掌握術	淺野八郎著	180 元
8. 人際圓融術	澀谷昌三著	160 元
9. 解讀人心術	淺野八郎著	180 元
10. 與上司水乳交融術	秋元隆司著	180 元
11. 男女心態定律	小田晉著	180 元
12. 幽默說話術	林振輝編著	200 元
13. 人能信賴幾分	淺野八郎著	180 元
14. 我一定能成功	李玉瓊譯	180 元
15. 獻給青年的嘉言	陳蒼杰譯	180 元
16. 知人、知面、知其心	林振輝編著	180 元
17. 塑造堅強的個性	坂上肇著	180 元
18. 為自己而活	佐藤綾子著	180 元
19. 未來十年與愉快生活有約	船井幸雄著	180 元
20. 超級銷售話術	杜秀卿譯	180 元
21. 感性培育術	黃靜香編著	180 元
22. 公司新鮮人的禮儀規範	蔡媛惠譯	180 元
23. 傑出職員鍛鍊術	佐佐木正著	180 元
24. 面談獲勝戰略	李芳黛譯	180 元
25. 金玉良言撼人心	森純大著	180 元
26. 男女幽默趣典	劉華亭編著	180 元
27. 機智說話術	劉華亭編著	180 元
28. 心理諮商室	柯素娥譯	180 元
29. 如何在公司崢嶸頭角	佐佐木正著	180 元
30. 機智應對術	李玉瓊編著	200 元
31. 克服低潮良方	坂野雄二著	180 元
32. 智慧型說話技巧	沈永嘉編著	180 元
33. 記憶力、集中力增進術	廖松濤編著	180 元
34. 女職員培育術	林慶旺編著	180 元
35. 自我介紹與社交禮儀	柯素娥編著	180 元
36. 積極生活創幸福	田中真澄著	180 元
37. 妙點子超構想	多湖輝著	180 元

38. 說 NO 的技巧	廖玉山編著	180 元
39. 一流說服力	李玉瓊編著	180 元
40. 般若心經成功哲學	陳鴻蘭編著	180 元
41. 訪問推銷術	黃靜香編著	180 元
42. 男性成功秘訣	陳蒼杰編著	180 元
43. 笑容、人際智商	宮川澄子著	180 元
44. 多湖輝的構想工作室	多湖輝著	200 元
45. 名人名語啟示錄	喬家楓著	180 元

·精選系列·電腦編號 25

1. 毛澤東與鄧小平	渡邊利夫等著	280 元
2. 中國大崩裂	江戶介雄著	180 元
3. 台灣·亞洲奇蹟	上村幸治著	220 元
4. 7-ELEVEN 高盈收策略	國友隆一著	180 元
5. 台灣獨立（新·中國日本戰爭一）	森詠著	200 元
6. 迷失中國的末路	江戶雄介著	220 元
7. 2000 年 5 月全世界毀滅	紫藤甲子男著	180 元
8. 失去鄧小平的中國	小島朋之著	220 元
9. 世界史爭議性異人傳	桐生操著	200 元
10. 淨化心靈享人生	松濤弘道著	220 元
11. 人生心情診斷	賴藤和寬著	220 元
12. 中美大決戰	檜山良昭著	220 元
13. 黃昏帝國美國	莊雯琳譯	220 元
14. 兩岸衝突（新·中國日本戰爭二）	森詠著	220 元
15. 封鎖台灣（新·中國日本戰爭三）	森詠著	220 元
16. 中國分裂（新·中國日本戰爭四）	森詠著	220 元
17. 由女變男的我	虎井正衛著	200 元
18. 佛學的安心立命	松濤弘道著	220 元
19. 世界喪禮大觀	松濤弘道著	280 元

·運動遊戲·電腦編號 26

1. 雙人運動	李玉瓊譯	160 元
2. 愉快的跳繩運動	廖玉山譯	180 元
3. 運動會項目精選	王佑京譯	150 元
4. 肋木運動	廖玉山譯	150 元
5. 測力運動	王佑宗譯	150 元
6. 游泳入門	唐桂萍編著	200 元

·休閒娛樂·電腦編號 27

1. 海水魚飼養法	田中智浩著	300 元

2.	金魚飼養法	曾雪玫譯	250 元
3.	熱門海水魚	毛利匡明著	480 元
4.	愛犬的教養與訓練	池田好雄著	250 元
5.	狗教養與疾病	杉浦哲著	220 元
6.	小動物養育技巧	三上昇著	300 元
20.	園藝植物管理	船越亮二著	220 元

・銀髮族智慧學・電腦編號 28

1.	銀髮六十樂逍遙	多湖輝著	170 元
2.	人生六十反年輕	多湖輝著	170 元
3.	六十歲的決斷	多湖輝著	170 元
4.	銀髮族健身指南	孫瑞台編著	250 元

・飲 食 保 健・電腦編號 29

1.	自己製作健康茶	大海淳著	220 元
2.	好吃、具藥效茶料理	德永睦子著	220 元
3.	改善慢性病健康藥草茶	吳秋嬌譯	200 元
4.	藥酒與健康果菜汁	成玉編著	250 元
5.	家庭保健養生湯	馬汴梁編著	220 元
6.	降低膽固醇的飲食	早川和志著	200 元
7.	女性癌症的飲食	女子營養大學	280 元
8.	痛風者的飲食	女子營養大學	280 元
9.	貧血者的飲食	女子營養大學	280 元
10.	高脂血症者的飲食	女子營養大學	280 元
11.	男性癌症的飲食	女子營養大學	280 元
12.	過敏者的飲食	女子營養大學	280 元
13.	心臟病的飲食	女子營養大學	280 元
14.	滋陰壯陽的飲食	王增著	220 元

・家庭醫學保健・電腦編號 30

1.	女性醫學大全	雨森良彥著	380 元
2.	初為人父育兒寶典	小瀧周曹著	220 元
3.	性活力強健法	相建華著	220 元
4.	30 歲以上的懷孕與生產	李芳黛編著	220 元
5.	舒適的女性更年期	野末悅子著	200 元
6.	夫妻前戲的技巧	笠井寬司著	200 元
7.	病理足穴按摩	金慧明著	220 元
8.	爸爸的更年期	河野孝旺著	200 元
9.	橡皮帶健康法	山田晶著	180 元
10.	三十三天健美減肥	相建華等著	180 元

11. 男性健美入門	孫玉祿編著	180元
12. 強化肝臟秘訣	主婦の友社編	200元
13. 了解藥物副作用	張果馨譯	200元
14. 女性醫學小百科	松山榮吉著	200元
15. 左轉健康法	龜田修等著	200元
16. 實用天然藥物	鄭炳全編著	260元
17. 神秘無痛平衡療法	林宗駛著	180元
18. 膝蓋健康法	張果馨譯	180元
19. 針灸治百病	葛書翰著	250元
20. 異位性皮膚炎治癒法	吳秋嬌譯	220元
21. 禿髮白髮預防與治療	陳炳崑編著	180元
22. 埃及皇宮菜健康法	飯森薰著	200元
23. 肝臟病安心治療	上野幸久著	220元
24. 耳穴治百病	陳抗美等著	250元
25. 高效果指壓法	五十嵐康彥著	200元
26. 瘦水、胖水	鈴木園子著	200元
27. 手針新療法	朱振華著	200元
28. 香港腳預防與治療	劉小惠譯	200元
29. 智慧飲食吃出健康	柯富陽編著	200元
30. 牙齒保健法	廖玉山編著	200元
31. 恢復元氣養生食	張果馨譯	200元
32. 特效推拿按摩術	李玉田著	200元
33. 一週一次健康法	若狹真著	200元
34. 家常科學膳食	大塚滋著	220元
35. 夫妻們關心的男性不孕	原利夫著	220元
36. 自我瘦身美容	馬野詠子著	200元
37. 魔法姿勢益健康	五十嵐康彥著	200元
38. 眼病錘療法	馬栩周著	200元
39. 預防骨質疏鬆症	藤田拓男著	200元
40. 骨質增生效驗方	李吉茂編著	250元
41. 蕺菜健康法	小林正夫著	200元
42. 赧於啟齒的男性煩惱	增田豐著	220元
43. 簡易自我健康檢查	稻葉允著	250元
44. 實用花草健康法	友田純子著	200元
45. 神奇的手掌療法	日比野喬著	230元
46. 家庭式三大穴道療法	刑部忠和著	200元
47. 子宮癌、卵巢癌	岡島弘幸著	220元
48. 糖尿病機能性食品	劉雪卿編著	220元
49. 奇蹟活現經脈美容法	林振輝編譯	200元
50. Super SEX	秋好憲一著	220元
51. 了解避孕丸	林玉佩譯	200元

·超經營新智慧· 電腦編號 31

1.	躍動的國家越南	林雅倩譯	250 元
2.	甦醒的小龍菲律賓	林雅倩譯	220 元
3.	中國的危機與商機	中江要介著	250 元
4.	在印度的成功智慧	山內利男著	220 元
5.	7-ELEVEN 大革命	村上豐道著	200 元
6.	業務員成功秘方	呂育清編著	200 元

·心 靈 雅 集· 電腦編號 00

1.	禪言佛語看人生	松濤弘道著	180 元
2.	禪密教的奧秘	葉逯謙譯	120 元
3.	觀音大法力	田口日勝著	120 元
4.	觀音法力的大功德	田口日勝著	120 元
5.	達摩禪 106 智慧	劉華亭編譯	220 元
6.	有趣的佛教研究	葉逯謙編譯	170 元
7.	夢的開運法	蕭京凌譯	130 元
8.	禪學智慧	柯素娥編譯	130 元
9.	女性佛教入門	許俐萍譯	110 元
10.	佛像小百科	心靈雅集編譯組	130 元
11.	佛教小百科趣談	心靈雅集編譯組	120 元
12.	佛教小百科漫談	心靈雅集編譯組	150 元
13.	佛教知識小百科	心靈雅集編譯組	150 元
14.	佛學名言智慧	松濤弘道著	220 元
15.	釋迦名言智慧	松濤弘道著	220 元
16.	活人禪	平田精耕著	120 元
17.	坐禪入門	柯素娥編譯	150 元
18.	現代禪悟	柯素娥編譯	130 元
19.	道元禪師語錄	心靈雅集編譯組	130 元
20.	佛學經典指南	心靈雅集編譯組	130 元
21.	何謂「生」阿含經	心靈雅集編譯組	150 元
22.	一切皆空　般若心經	心靈雅集編譯組	180 元
23.	超越迷惘　法句經	心靈雅集編譯組	130 元
24.	開拓宇宙觀　華嚴經	心靈雅集編譯組	180 元
25.	真實之道　法華經	心靈雅集編譯組	130 元
26.	自由自在　涅槃經	心靈雅集編譯組	130 元
27.	沈默的教示　維摩經	心靈雅集編譯組	150 元
28.	開通心眼　佛語佛戒	心靈雅集編譯組	130 元
29.	揭秘寶庫　密教經典	心靈雅集編譯組	180 元
30.	坐禪與養生	廖松濤譯	110 元
31.	釋尊十戒	柯素娥編譯	120 元
32.	佛法與神通	劉欣如編著	120 元

33. 悟（正法眼藏的世界）	柯素娥編譯	120 元
34. 只管打坐	劉欣如編著	120 元
35. 喬答摩・佛陀傳	劉欣如編著	120 元
36. 唐玄奘留學記	劉欣如編著	120 元
37. 佛教的人生觀	劉欣如編譯	110 元
38. 無門關(上卷)	心靈雅集編譯組	150 元
39. 無門關(下卷)	心靈雅集編譯組	150 元
40. 業的思想	劉欣如編著	130 元
41. 佛法難學嗎	劉欣如著	140 元
42. 佛法實用嗎	劉欣如著	140 元
43. 佛法殊勝嗎	劉欣如著	140 元
44. 因果報應法則	李常傳編	180 元
45. 佛教醫學的奧秘	劉欣如編著	150 元
46. 紅塵絕唱	海　若著	130 元
47. 佛教生活風情	洪丕謨、姜玉珍著	220 元
48. 行住坐臥有佛法	劉欣如著	160 元
49. 起心動念是佛法	劉欣如著	160 元
50. 四字禪語	曹洞宗青年會	200 元
51. 妙法蓮華經	劉欣如編著	160 元
52. 根本佛教與大乘佛教	葉作森編	180 元
53. 大乘佛經	定方晟著	180 元
54. 須彌山與極樂世界	定方晟著	180 元
55. 阿闍世的悟道	定方晟著	180 元
56. 金剛經的生活智慧	劉欣如著	180 元
57. 佛教與儒教	劉欣如編譯	180 元
58. 佛教史入門	劉欣如編譯	180 元
59. 印度佛教思想史	劉欣如編譯	200 元
60. 佛教與女姓	劉欣如編譯	180 元
61. 禪與人生	洪丕謨主編	260 元

・經 營 管 理・電腦編號 01

◎ 創新經營管理六十六大計(精)	蔡弘文編	780 元
1. 如何獲取生意情報	蘇燕謀譯	110 元
2. 經濟常識問答	蘇燕謀譯	130 元
4. 台灣商戰風雲錄	陳中雄著	120 元
5. 推銷大王秘錄	原一平著	180 元
6. 新創意・賺大錢	王家成譯	90 元
7. 工廠管理新手法	琪　輝著	120 元
10. 美國實業 24 小時	柯順隆譯	80 元
11. 撼動人心的推銷法	原一平著	150 元
12. 高竿經營法	蔡弘文編	120 元
13. 如何掌握顧客	柯順隆譯	150 元
17. 一流的管理	蔡弘文編	150 元

18. 外國人看中韓經濟	劉華亭譯	150 元
20. 突破商場人際學	林振輝編著	90 元
22. 如何使女人打開錢包	林振輝編著	100 元
24. 小公司經營策略	王嘉誠著	160 元
25. 成功的會議技巧	鐘文訓編譯	100 元
26. 新時代老闆學	黃柏松編著	100 元
27. 如何創造商場智囊團	林振輝編譯	150 元
28. 十分鐘推銷術	林振輝編譯	180 元
29. 五分鐘育才	黃柏松編譯	100 元
33. 自我經濟學	廖松濤編譯	100 元
34. 一流的經營	陶田生編著	120 元
35. 女性職員管理術	王昭國編譯	120 元
36. ＩＢＭ的人事管理	鐘文訓編譯	150 元
37. 現代電腦常識	王昭國編譯	150 元
38. 電腦管理的危機	鐘文訓編譯	120 元
39. 如何發揮廣告效果	王昭國編譯	150 元
40. 最新管理技巧	王昭國編譯	150 元
41. 一流推銷術	廖松濤編譯	150 元
42. 包裝與促銷技巧	王昭國編譯	130 元
43. 企業王國指揮塔	松下幸之助著	120 元
44. 企業精銳兵團	松下幸之助著	120 元
45. 企業人事管理	松下幸之助著	100 元
46. 華僑經商致富術	廖松濤編譯	130 元
47. 豐田式銷售技巧	廖松濤編譯	180 元
48. 如何掌握銷售技巧	王昭國編著	130 元
50. 洞燭機先的經營	鐘文訓編譯	150 元
52. 新世紀的服務業	鐘文訓編譯	100 元
53. 成功的領導者	廖松濤編譯	120 元
54. 女推銷員成功術	李玉瓊編譯	130 元
55. ＩＢＭ人才培育術	鐘文訓編譯	100 元
56. 企業人自我突破法	黃琪輝編著	150 元
58. 財富開發術	蔡弘文編著	130 元
59. 成功的店舖設計	鐘文訓編著	150 元
61. 企管回春法	蔡弘文編著	130 元
62. 小企業經營指南	鐘文訓編譯	100 元
63. 商場致勝名言	鐘文訓編譯	150 元
64. 迎接商業新時代	廖松濤編譯	100 元
66. 新手股票投資入門	何朝乾編著	200 元
67. 上揚股與下跌股	何朝乾編譯	180 元
68. 股票速成學	何朝乾編譯	200 元
69. 理財與股票投資策略	黃俊豪編著	180 元
70. 黃金投資策略	黃俊豪編著	180 元
71. 厚黑管理學	廖松濤編譯	180 元
72. 股市致勝格言	呂梅莎編譯	180 元

國家圖書館出版品預行編目資料

一天五分鐘健康棒體操／金田正一著，劉名揚編譯
－初版－臺北市，大展，民 88
面；21 公分－（健康天地；94）
ISBN 957-557-891-0（平裝）

1. 運動與健康 2. 體操

411.71 87015269

一天五分鐘**健康棒體操** ISBN 957-557-891-0

著　　者／金田正一
發 行 人／蔡　森　明
出 版 者／大展出版社有限公司
社　　址／台北市北投區（石牌）致遠一路 2 段 12 巷 1 號
電　　話／(02) 28236031・28236033
傳　　真／(02) 28272069
郵政劃撥／0166955—1
登 記 證／局版臺業字第 2171 號
承 印 者／高星企業有限公司
裝　　訂／日新裝訂所
排 版 者／千兵企業有限公司
電　　話／(02) 28812643
初版1刷／1999 年（民 88 年） 2 月

定　　價／180 元

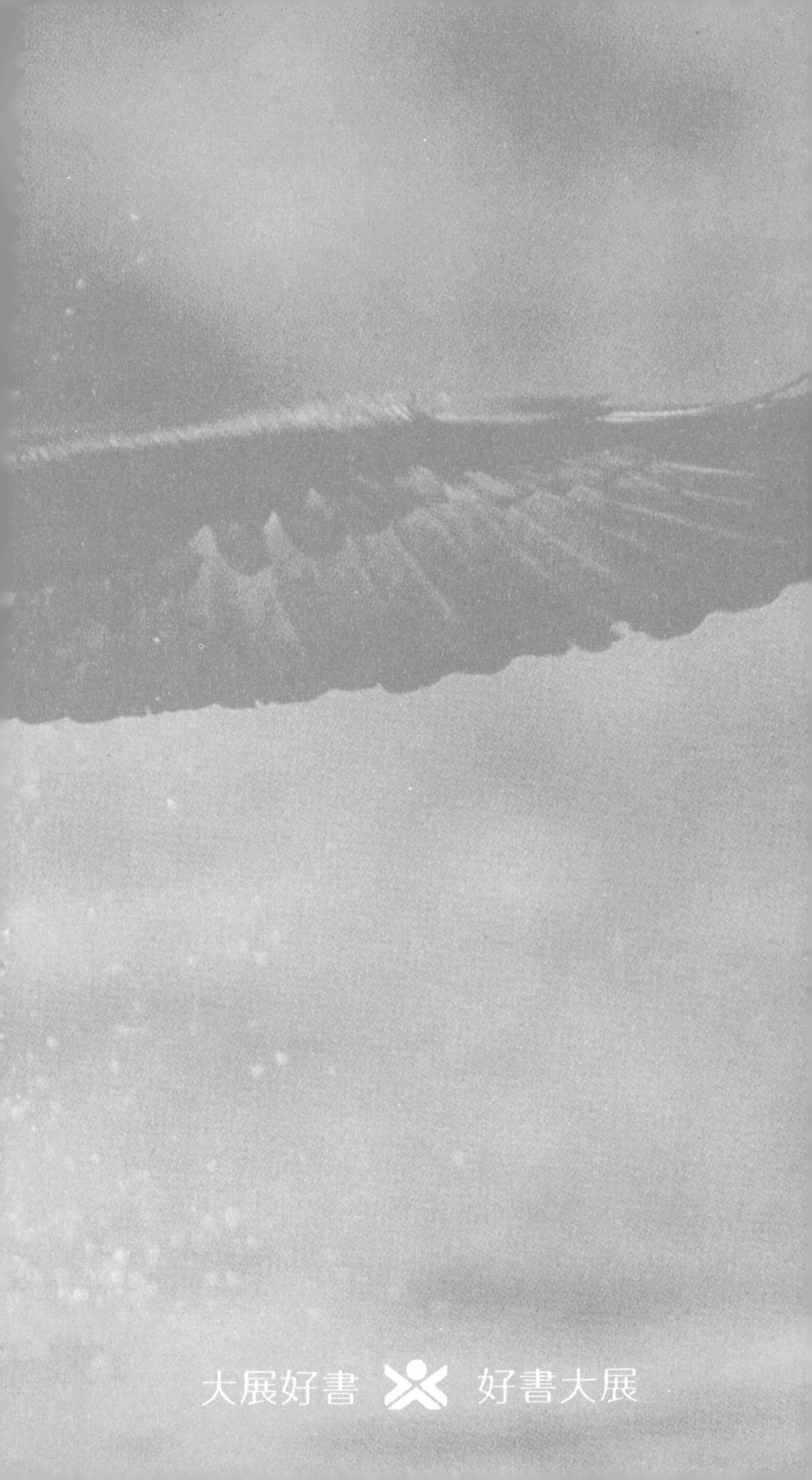
大展好書 好書大展

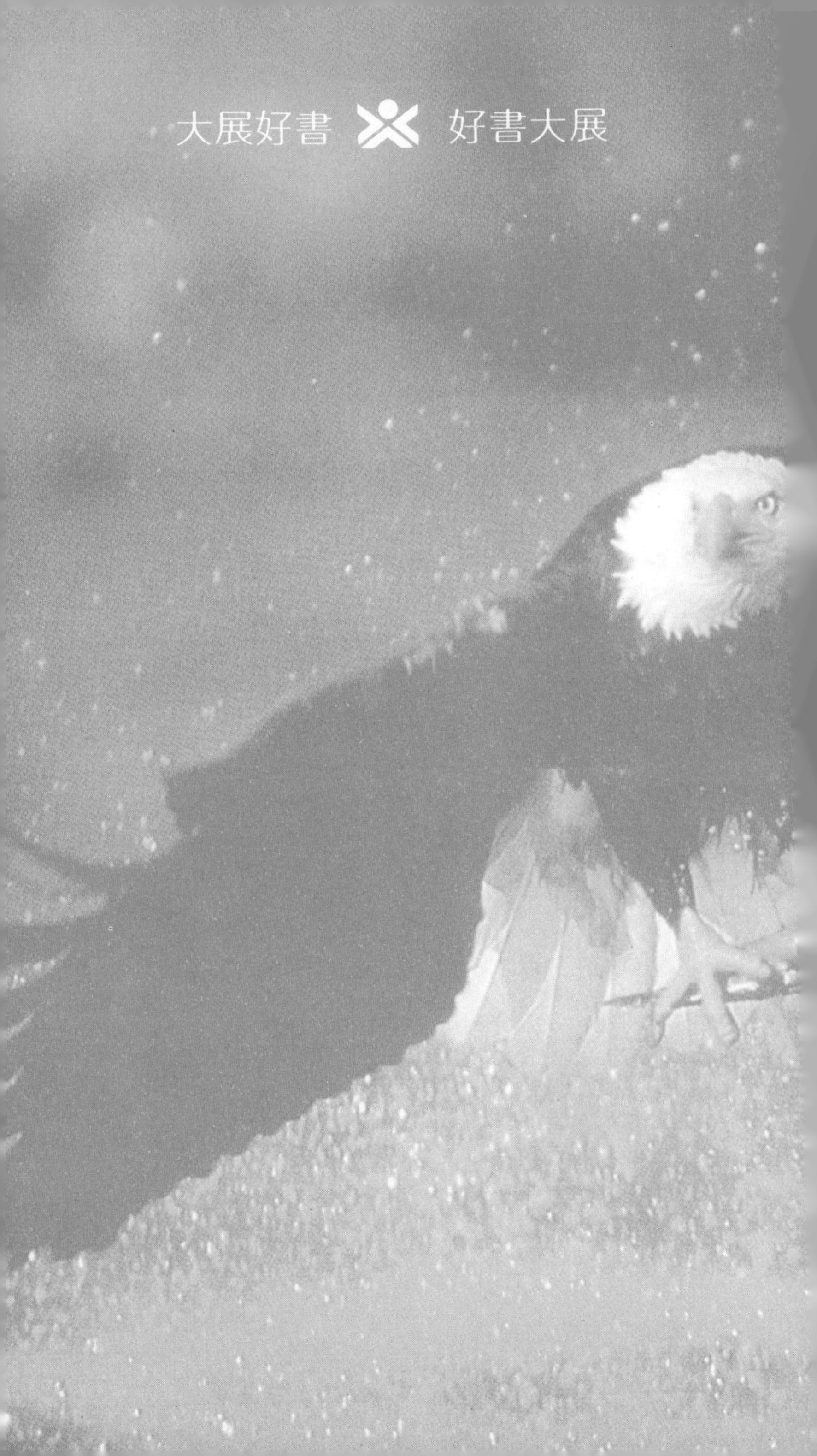
大展好書 好書大展